JN273303

癌

死病《しびょう》に非《あら》ず

されどガン

正樹堂医院 院長
田中一仁

三和書籍

心を寄せ、手を差し伸べてくださる
多くの心やさしい人々に
本書を捧げます。

はじめに

皆さん、癌はどんな病気と思いますか。

いつの間にか始まって、どんどん身体を蝕んで行き、患者は悲惨な最期を遂げるか、あるいはホスピスへ行って、周りから見守られ、いたわられながら、眠るがごとく天に召される。こんなことになってはいけないから、手術をして取ってしまう。いや、抗癌剤も併せて使い、放射線という手もある。早く見つけるためにせっせと検診を受けよう、ワクチンも打とう。まあ、こんなところでしょうか、世間一般の見方は。もちろん、癌診療の第一線だって似たようなもんでしょう。

私はそうは思いません。癌の正体は、遺伝情報が狂って暴走を始めた、おのれ自身の細胞組織なんです。身体の一部に腫瘍《しゅよう》ができているようでも、その実、全身病なんです。発癌原因が生活様態・生活空間にあることから、実は生活習慣病なんです。だから予防もできるんです。

癌はもはや死病ではありません。対応さえ誤らなければ、かならず治ります。これから、癌という病気を私がどんなふうにとらえ、どんな診療をし、どんな結果になっているのか、お話しましょう。

それらしい診断・治療の器械や装置を使うでもなく、さしたる苦痛もないまま診断・治療は終わります。常識破り、型破り、前代未聞に破天荒、さらには驚天動地と素直に評価いただけるならばよし。荒唐無稽と片付けるにしても、まずは巻末の癌症例一覧表を見てください。いま治療中、観察中、5年を経過して卒癌し、消息の明らかな人たちです。皆さん、大変お元気に普通の日常生活を営んでいます。

癌　死病に非ず　されどガン　目次

注：本文中に出てくる図表は、巻末の資料篇にまとめて付しました。

第1章 癌とは？

狂った身内。

第1節　癌化と異常自己

少しこみ入ったお話になりますが、インフルエンザのようにウィルスなどが身体に外から入って来て病気になるものや、糖尿病のように身体の中の仕組みがうまく働かないものとは違って、癌腫瘍《しゅよう》の組織細胞はもともと患者自身の細胞が「癌化」したものなんです。

健康な正常細胞は限られた時間だけ生きます。つまり、寿命の限りがあるんです。この有限の時間の情報は、染色体の遺伝子に仕組まれています。

「癌化」は、この遺伝子が狂って、寿命は有限であるとの情報が失われ、細胞が際限なく分裂し増殖するようになることです。この無限増殖が癌の特質なんです。

遺伝子は、炭素や窒素、水素などの元素がいくつも結合したアミノ酸が連なったものです。アミノ酸は、元素が木の枝のように張り出した三次元の立体構造をつくり、枝のあいだの空間がくぼんだ凹凸になって、この枝とくぼみにきちんと合うような、別のアミノ酸が組み合わされます。ジグソーパズルのように、少しの食い違いも許されない。

こうしたアミノ酸が連なっている遺伝子の表面は、さらに複雑な凹凸のある立体構造になっています。この立体構造が遺伝情報なんです、アミノ酸の種類とともに。だから、何か強いエネルギーが働いてアミノ酸の枝の角度が変わった、とすると、遺伝情報が違ったものになるわけです。ジグソーパズルのピースがきちんとはまらないことになり、遺伝情報が正しくは伝わりません。

こうして正しい遺伝情報を受けていない細胞は、健康な自己の細胞に対して、「異常自己」と呼ばれます。つまり、癌の腫瘍《しゅよう》は異常自己なんです。

第2節　なぜ癌化？

この癌化、つまり遺伝子異常は細胞が分裂するときに起こりやすいんです。だから、ウィルス感染や活性酸素その他のいろいろな化学物質、重金属などの作用で組織が傷つき、これを修復するための細胞分裂と増殖が盛んなとき、ところで癌化が起こります。

じつは、ガン遺伝子や癌抑制遺伝子の存在も明らかになっていて、やはりこうした機会に働きだします。

こうしてC型肝炎ウィルス感染→肝炎・肝硬変→肝臓癌、ピロリ菌感染→胃炎・食道炎→胃癌・食道癌、パピローマウィルス感染→子宮頸癌その他といった図式ができているんです。

図表I―①を見てください。この癌化を招く最大のものは、何といっても電磁波です。電磁波の強い振動に揺さぶられた遺伝子は、構成するアミノ酸分子の枝分れの角度を変え、接合もゆるんだり離れたり。当然、遺伝情報は変わってしまう。

電磁波は交流電流が流れているところにはかならず存在します。私たちの生活空間を眺めてみると、照明、調理、冷暖房、通信など、あらゆる用途の電化製品にとり囲まれています。また、医療現場でのX線診療や電熱治療によって、やはり強い電磁波を浴びることになります。

第３節　交感神経緊張と免疫力低下

癌というと、腫瘍《しゅよう》がコブのように身体のどこかにできるイメージでしょうが、実は、全身にいろいろな症状が現れます。もちろん腫瘤による圧迫や閉塞が気道・腸管・リンパ管・血管・尿路・神経に起こりますが。

血液循環が悪く鬱血し乏血して、手足が冷える。胃腸の働きが鈍って便秘がちになる。栄養状態が悪くなり、骨髄機能も低下して貧血に。さらには腹水・胸水・気胸、骨などへの転移、腹膜腔播種、癌性疼痛に癌性悪液質などなど、続発します。

しかし、忘れてならないのは心理状態です。良く言えば几帳面ですが、その実、気が小さく心配性、不安が強く疑心暗鬼。ＰＴＳＤあるいはこれに準ずる強い精神心理面の障害です。ひとえに交感神経緊張なんです。相対的に副交感神経の働きが悪く、身体症状として現れると同時に、何よりも免疫力が著しく低下します。

この免疫力が健全であれば「異常自己」を認識し、黙って抹殺してくれます。だからこそ私たちの多くが平気で居れるんです、なにせ、健康な者でも、毎日、無数の癌の芽ができているんですから。

第4節　組織損傷

第二節でも触れましたが、癌化をもたらす遺伝子異常は細胞が分裂し増殖するときに起こります。だから傷ついた組織を修復するために細胞が分裂し増殖すると、癌化のチャンスにもなるわけです。

では、組織が傷つくのはどんな時でしょう。感染症やケガは当然として、ひと言でいえば環境汚染です、広い意味での。

空気・水・食品を介して身体に入ってくる汚染物質は無数です。アスベストその他の粉塵やガス、オゾン層破壊による紫外線の増強、レーダーやマイクロウェーブ、高圧送電・変電施設の電磁波、放射線、活性酸素、水銀・鉛・アルミなどの金属、農薬・殺虫剤・防腐剤・保存料・着色料・塗料など化学物質。医薬品だって例外ではない。ほとんどは人間の営みが生みだし、生活空間に持ち込んだものと言えます。

このように、癌化を招く可能性の高い環境に、さまざまな理由から来る交感神経緊張の心理状態を習慣に生活していることから、癌は「生活習慣病」だと言いたいんです。ステロイドその他のホルモン剤、向精神薬などの長期使用も生活習慣になります。

また、発癌を許し成長させた、免疫力の低い全身状態があることから、癌は

「全身病」だと言うんです。腫瘍《しゅよう》ができた局所だけの問題ではありません。

このように、癌に対する考え方の違いから、私の診断・治療・経過・成績は従来の、あるいは現在の、標準的な癌診療とはまったく異なったものになっています。

第2章　正樹堂方式

ゆったり座っていて
ください。

正樹堂方式は、診断・治療・観察の各段階を一貫して行う、総合的な診療体系です。バイ・ディジタル　O-リング　テスト(BDORT)で診断を確認、三態意識法・井穴刺絡・矢追インパクト療法(YIT)で治療、BDORTで治療効果を確認します。

第1節　診断：癌の活性と指標

私たちの生命活動、思考や意識の動きと変化は、身体とその周囲に起こるエネルギーの流れや変化ですが、この波動と共振するものがあれば共鳴するはずです。ＢＤＯＲＴはこの共鳴現象をとらえる技術です。また、このエネルギーの状態が情報になります。

鍼灸では経絡という情報伝達のルートを使いますが、解剖学的な神経回路とは違う情報伝達の経路と方法が、他にも自然界にあるわけです。

優れた武道家やスポーツ選手が視覚などでとらえた状況に瞬時に反応するのは、一応、中枢での演算処理を省いた条件反射によると理解されてはいます。しかし、この領域は、厳しい訓練と鍛練の果てに到達し得る格別の境地であって、普通に運動神経を介して起こす行動とは次元が違います。まさに「気」と言われるものの世界でしょう。

イワシの大群がその向きを瞬時に変えられるのはなぜですか。いわゆる科学的な方法を超えた情報伝達手段が実在する、と考えざるを得ないではないですか。まだ解き明かされていない、私たちが知らないだけでしょう。

さて、癌は一般に悪性腫瘍《しゅよう》のことですが、やや詳しくいうと、狭義の癌は上皮性悪性腫瘍《しゅよう》、肉腫が非上皮性悪性腫瘍《しゅよう》のこと。このほかに、良性腫瘍《しゅよう》を区別します、悪性腫瘍《しゅよう》に対して。

こうした腫瘍《しゅよう》の特徴を、患者から得られる情報と比較、共鳴するか否かをBDORTで調べます。腫瘍《しゅよう》あり、となれば位置・臓器を特定し、これに対応する点を背中の中央線（鍼灸でいう督脈）の上に求めて「癌活性の指標」を測ります。

癌活性がある、つまり、癌として活動しているとなれば、癌の数ある指標から水銀・アセチルコリン・癌遺伝子c-fosの抗体・インターフェロンγ・癌テロメア、さらに健康テロメアを調べ、癌の程度を把握します（図表Ⅱ―①）。

アセチルコリンが低いことは副交感神経の作用が低く、交感神経が緊張していることを示し、癌遺伝子抗体が出ていることから、癌遺伝子が活動していることがわかります。インターフェロンγが少ないのは、リンパ球の働きが悪い、つまり、免疫力が低いことを示します。

癌テロメアは活性のある癌組織の量と連動すると理解しています。健康テロメアが少ないことは、お迎えが近い、余命をあまり期待できないと言えます。

癌の反応が複数個所にある場合、水銀量が最大のところを治療点に選びます。転移があっても恐れることはありません、本丸を叩くのみです。こちらの攻撃は全身に及びます。

この作業は二〇分ほどで終わりますが、患者はこちらに背を向けて、ゆったりと座って居ればよろしい。

X線検査や針生検などの標準的な診断法で確定した例、術後でありながら問題を残している例、抗癌剤治療後の例を含め、多数の癌患者で行ってきましたが、結果は良好です。さしたる苦痛もなく即座に診断結果が得られ、そのまま治療に入ることもできます。費用も常識的。言うことないじゃないですか。

第2節　毎週治療

患者は、診断のときと同じように、こちらへ背を向けてゆったりと楽に座り、下腹で深い呼吸をゆっくり続けます。

患者の背中に向かい、その意識にこちらの意識を沿わせて、無限のエネルギーを注ぐようにイメージして送り込む三態意識法を施し、治療効果全体の80％を得ます。

つぎに手足の指先の井穴を電子鍼で刺激、頭頂近くの百会をグリグリッと。針を刺すわけではなく、傷はつきません。続いて督脈上の治療点にＹＩＴを。これは、主にアレルギー病のテストや治療に使う50％グリセリン液に抗癌作用を加え、その一滴、０・０２ccほどを皮内に注入します。こうしてさらに20％の効果を上積みします。ふたたび癌の指標を測り、治療効果を確認します。

井穴刺絡とＹＩＴは、それぞれ副交感神経を働かせて血流と内分泌を促しますが、三態意識法の導入によって治療効果は飛躍的に向上し、治療に要する期間は一気に短くなりました。

つぎに、漢方薬を一剤選び、オリーブの乾燥葉末と乳酸菌の菌体粉末の適正量を決めます。

漢方薬は、そのときの身体の状態が要求している一剤があって、癌治療の土台、つまり免疫力を養う準備をするものです。

オリーブ乾燥葉末は細菌やウィルス、寄生虫の感染に効きます。癌疾はウィルス感染を伴っていて、しばしば厄介な炎症を起こします。乳酸菌の菌体粉末は腸管壁内のリンパ球と呼応して、免疫力を高めます。この二剤を使うことで便通も良くなり、治療がやり易くなりました。

この治療を普通は週に一回、ときに二回行います。多くは二、三ヶ月で癌の指標が改善し、とくに癌テロメアの量をナノグラム（1グラムの10億分の1）の単位から始めて、ピコ、フェムト、アットと、限りなく0に追い詰めます。癌は活性を失い、組織増殖は止まります。

　こうなると、すでにアセチルコリン・インターフェロンγ、健康テロメアも十分に高い値になっています。二週間隔の観察治療に移行、癌の再燃や新たな発癌を監視します。（図表Ⅱ―②）。無事に五年を経過すると完全治癒。めでたく癌を卒業します。つまり「卒癌」です。

第３節　隔週治療：長期観察

癌テロメアが限りなく０になった、つまり、際限なく分裂し増殖するという癌の特質を失ってしまうと、この細胞組織はもはや癌ではない。「元癌」です。元癌の細胞は、いずれ寿命が尽きて死んで行きます。放っておけばよろしい。

こんな理屈が何で成り立つのか、簡単に説明しましょう。

細胞が分裂するとき、遺伝子を連ねた染色体はそれぞれ二分します。このとき、染色体の両端がうまいこと、きれいには分れず、どっちかに偏って傷つくんです。

もし、この部分に大切な遺伝情報を担う遺伝子があっては大変ですから、ここを保護する装置、あるいは身代わりが必要になります。いわば捨石。きれいに削った鉛筆の先にかぶせるキャップがいくつも連なっている様を想像するのもよろしい。このキャップの一つひとつがテロメアで、その数、分量がある限度より少なくなると、細胞は分裂できなくなる、増殖できなくなるんです。

こうなると癌細胞は座して死を待つのみ。だから癌テロメアをどんどん削り落してやるんです、治療として。明快でしょう!

一方で活性の高まったリンパ球は異常自己である癌細胞を認識して攻撃、抹殺してくれます。何もナチュラル　キラー細胞だの、マクロファージュだの何だのって、選択的に培養し増殖させることはないんです。患者の身体の中で育ててやるといい。そうした身体状況を作ってやるんです、簡単、かんたん！

治療開始後二、三ヶ月で癌テロメアが無くなり、アセチルコリン、インターフェロンγも十分に高くなっています。毎週治療から隔週治療に移行して、二週ごとに井穴刺絡とＹＩＴを行い、ふた月ごとに三態意識法も加えて癌活性の有無と免疫の高さ、健康テロメアの量を調べます。休日もあるため、実際には二、三週ごとですが、時間と費用の節約になります。仮に再燃や新規発癌があっても、すぐに発見し対処できています。

第4節　隔週治療：「元癌」と共に

完全治癒、卒癌までの大切な五年間。毎日の生活で実行してほしい事項を説明します。当然、治療開始の初めから行われることです。

心穏やかにゆったりした気持ちで過ごすことです。イライラ、クヨクヨはいけません。腹を立てて喧嘩なんて、とんでもない。家族の理解と協力が必要です。楽しく仕事ができるといいですね。小旅行だってかまいません。

とは言え、無理に頑張って筋トレだのパワーウォーキング、ランニングだの、どうかと思います。汗水垂らしてやることはないんです。
「・・ねばならない」、「・・あるべき」という縛りを外しましょう。アバウトでいいんです。悲壮な覚悟で「癌に打ち勝つんだ」、なんて粋がっちゃいけません。

食事を大切に、汚染のない食材と保存料などの入っていない調味料を使って調理に手をかけ、しっかり食べるんです。出来合いのものは避けましょう。和食がよろしい。穀類・野菜・果物・海藻・魚・肉を上手に食べることです。

サプリメントの類は無駄です。癌という業病の治療だから、といろいろな薬とサプリメントをせっせと飲んで、肝心の食事が満足に摂れない、なんて滑稽な例もあります。

服薬などは、毎週治療期間中と同じに続けます。が、原則として、他の施設から与えられた通常の治療薬剤は避けていただきたい。とくにホルモン剤・向精神薬・非ステロイド系消炎鎮痛剤は不可。抗生剤も要注意です。こうした薬剤は免疫力を損ないますが、治療方法としては正しいとされています、実は両刃の刃なんですよ。

電磁波は徹底的に避けなければなりません。X線検査は実に気軽に行われますが、多くの場合、医師が画像をフムと一瞥して終わり。患者の治療としての利益にはならず、むしろ免疫力を大幅に下げる点でマイナスです。得失をよく吟味しなくてはなりません。画像に陰影があれば癌だ、なけりゃ癌なんてないよ、ではなく、癌活性の有無を調べることが必須です。

家電製品、とくに肌身に接して使う電気毛布・電気シーツ・ホットカーペット・電気こたつなどは使ってはならないし、保温便座は、お尻を乗せる前にプラグをひっこ抜く。台所に並ぶ電化製品は離れて短時間使用。電子レンジをのぞきこんで料理の出来具合を眺めるなんて、やっちゃいけません。ＩＨ調理器は使ってはならない。電気洗濯機はスイッチを入れる直前にプラグを差し込み、終わりのお知らせがあったら、まずプラグを抜いて後の作業を。

壁の中の配線とコンセント近くで寝てはいけません。戸建の二階、積層住宅の上階に寝室がある場合、下の部屋の天井付けの電灯と配線から電磁波を浴び、寝ている間中、長い時間さらされて被害は大（図表Ｖ―①）。ベッドを使うのも一工夫ですが、スプリング　マットレスは要注意。畳やカーペットの下にアルミフォイルを敷いて、これを接地するとよい。

ＩＴ機器、親子電話・携帯電話と充電器は、寝室や身近には置かないこと。

女性の肌着は問題が多いです。ワイア入りのブラジャーは使ってはいけません。ワイアがアンテナになって電磁波を集め、乳房に再放射します。また、いろいろの素材を複合して使っており、好ましいものではありません。コルセット、ガードル、矯正下着なども要注意です。

生理用ナプキンは、素材と薬品処理の点から危険な製品があります、長い間、月々使用することを考えると、適正なものを選ぶ必要があります。まだ仮説段階ですが、子宮頸癌との結びつきを疑っています。布製のものを、繰り返し洗って使うことを勧めます。

歯の詰め物にアマルガムを使う例がありますが、水銀の合金ですから取り除きましょう。今だに保険適用になっており、まことに怪しからん話です。歯科金属は総じて避けるのがよろしい。高価でもセラミックにしましょう。

歯牙だけではありません。歯肉・歯槽骨・噛み合わせの不具合も、癌のみならず心臓病その他、いろいろな病気のもとになります。心ある歯科医に出会いたいものです。

第5節　癌腫瘍の末路

この治療によって癌腫瘍《しゅよう》はどうなるのか、これまでの観察結果をお話しします。

図表Ⅱ—②を見てください。

癌の指標のうち、まず水銀が、ものの数回の治療で消失します、尿中に排出されて体外へ。癌遺伝子抗体も急速に消失します。

一方、アセチルコリンとインターフェロンγは飛び跳ねるように増加し、癌テロメアはどんどん急速に減少して行きます。

この状態の意味するものは、活性の高まったリンパ球が改善した血流に乗って癌腫瘍《しゅよう》に達し、これを攻撃していることです。その結果、癌テロメアが急速に減って、消えてゆきます。つまり、腫瘍《しゅよう》は際限なく分裂増殖するという能力を失っています。

癌腫瘍《しゅよう》は鬱血によって、低い免疫力も及びにくい環境にぬくぬくとしていますが、治療が進むと鬱血は解消し、努腫した血管叢も縮小します。

大きな腫瘤は、改善した血流に乗って来る、活性の高まったリンパ球の攻撃を受けて中心部から壊死を起こして組織崩壊。嚢胞になります。

図表Ⅱ—②の乳癌では、この嚢胞が瘻孔を作り、透明な液が滴り出てきました。

内容液はわずかの血球と組織残渣を含んだものです。

膵臓癌を診断したある医師、この嚢胞変化を見て、「アレッ、診断まちがえたかな。」癌腫瘍《しゅよう》のこうした変化を経験していないんです。

乳癌など、体表から観察できる癌では、腫瘍《しゅよう》表面に浅い溝ができて来る様を見ることがあります。饅頭かマシュマロの表面に糸を張って、ギュッと押しつけた様子を想像してください。この溝がだんだん深くなり数も増えて、腫瘤は分葉状に。腫瘍《しゅよう》組織が少しずつ吸収され、分葉がクッキリするとともに崩れて、腫瘍《しゅよう》は崩壊します。実に自然な治癒過程ですね。

図表Ⅱ—④は頭皮悪性黒色腫の例ですが、同様のプロセスが観察できます。

よくあるんですが、こんな方法、こんなサプリメントや食品で癌が治った、消えたと紹介して、添えてある画像の上で癌の陰影が見事に消えた様を示しているんですね。しかし、この癌腫瘤がどう変化して消えたのか、まず説明がありません。たかだか数ヶ月で腫瘍《しゅよう》の実体が消えてしまった、とするなら、はなはだ疑問です。画像の上で消えた、ということは周囲と一様の画調になった、周囲組織と同じ組織状態になった。例えば、肝臓の腫瘍《しゅよう》組織が健康な細胞組織に置き換わったことになります。崩壊し吸収されたのであれば空隙が残る、あるいは変形が起こるはず。いずれにせよ、とても短時日で起こるものではありません。

第3章　癌の「合併症」

癌の治療じゃありません。

第1節　なぜ「合併症」？

病気が癌だとなれば、ふつう、悪性の腫瘤が身体のどこかにできている様を思い浮かべるでしょう。しかし、発癌を許し成長させた全身の不健康な状態が、まず前提としてあります。さらに、腫瘤による局所の問題に加えてさまざまな障害が全身的に起こります。

この癌疾に伴う病変は、場合によって随伴症とも続発症、後遺症とも言えるでしょうが、簡単に合併症とまとめて表現します。

合併症を癌疾そのものとして治療するのは間違いです。前立せん癌に伴う重症貧血に、骨髄が癌に侵されているのだから、と抗癌剤を投与して死なせた例がありますが、愚行であり蛮行に他なりません。

私は敢えて「合併症」を癌疾とは別建てにします。癌腫瘍《しゅよう》の治療と合併症に対する治療と、分けてかかるんです。なぜか。

これまでお話したように、癌疾そのものには、免疫力を下げる要因を取り除いて、逆に免疫力を積極的に高める全身治療を施し、癌の活性を奪ってしまいます。

一方、合併症は、それぞれの状況に応じて、ときには局所で扱うことにもなります。しかも、この局所での作業、例えば癌の腫瘤による消化管の圧迫や閉塞があった場合、この合併症に対して腫瘤を取り除く手術をやるとなれば癌の手術治療になって、合併症の治療とは考えないでしょう。しかし、悪いものを切り取ったからもう安心、との感覚では間違いなんです。全身の免疫状態がどうなっているか、との考えがまるでない。癌に対する全身治療を忘れてはなりません。合併症を別建てにする所以です。

舌癌や咽頭・喉頭癌など、術後の機能廃絶も忘れてはなりません。この場合、手術は正義ではない。

ある若い女性、右前腕の類上皮肉腫とか。無理にほじりだして圧迫止血の結果、神経麻痺となり右手の機能は廃絶。何のための手術、治療だったのか。

そもそも、たび重なる検査、麻酔、手術、術後の処置、鎮痛剤・抗生剤使用、さらに電動ベッド利用。このすべてが免疫力を損ないますから、取り戻す手立てを早く講じてやらなくてはなりません。

合併症として区分けするのは、腫瘤による気道・腸管・血管・リンパ管・神経・尿路などへの圧迫と通過障害、気胸・胸水・腹水、出血、重症貧血、癌性疼痛、癌性悪液質などなど、じつに多彩です。

骨への転移もあり、とくに後腹膜・骨盤底腹膜の、腫瘍《しゅよう》によって大きくなったリンパ組織が尿管や主要な静脈を圧迫閉塞している場合は厄介です。尿毒症や下肢の激しいむくみが現れます。

乳癌が石かレンガのかたまりのように硬く、皮膚を傷つける。乳房がザクロのように破れたもの、乳腺と乳首の連絡が絶たれ、乳汁が出口を求めて皮膚を破ったなどもあって、じつにさまざまです。単純な良性の繊維腫を、しこりがあるだけで、癌だ、とする例がしばしば。困ったものです。

乳癌が腋窩リンパ節へ転移してリンパ液の戻りを妨げると、腕はむくんで丸太ん棒のようになります。

第２節　合併症の治療

患者は施設入院になりますから、今のところ、私の手を離れます。自前の施設を備えて受け入れるのが理想ではあっても、実現していません。

今の診療現場では私のような発想は異端であって、通用しません。むしろ、腫《しゅ》瘍《よう》塊を取り除く目的で手術することが第一義なんです。

しかし、私はつぎのように考えます。腫瘍《しゅよう》が気道・腸管・血管・リンパ管・神経・尿路などを圧迫して通過障害になっていなければ、無理に取り除く必要はない。手術するにしても、周囲組織の挫滅は最小限に止め、血流・リンパ流を最大限に温存する。また、食道癌で食物が通らないなら、レーザーで一部を削る。困難な食道手術が避けられ、まず患者は助かります。気管・気管支の腫瘍《しゅよう》も同様ですし、膵臓癌も、無理に手術することはありません。

肺癌が胸膜を破って出てくると胸水、さらに気胸、ときに痛みも。胸に細い管を入れて排水・排気しますが、両側性の場合は左右ともに行って、片側だけ抜いて起こる縦隔動揺を防ぎ、循環・呼吸のトラブルを避けます。

腹膜腔に癌が出てくると腹水も溜るようになります。量が多ければ針を刺して抜くだけではなく、全身の栄養状態を改善して血液中のアルブミン量を増やしてやります。貧血も進んできますから、輸血が必要になりますが、全血輸血、さらに量の負荷を避けるのであれば赤血球輸血も併せて。

癌性悪液質になると全身状態はいっそう悪くなっています。輸血も高栄養輸液も必要です。

こうしてみると、食事をきちんと摂ることがいかに大切か、よく分るでしょう。

尿管や主要静脈が圧迫され閉塞していると考えられる場合、止むなく造影検査をやって、対策を考えなくてはなりません。ステントを入れることですむのか、開腹手術に踏み切って閉塞を開放できるのか。しかし、肝臓腫瘍《しゅよう》が破れて出血しているなどであれば、蛮勇を振るうしかありません。

転移によって腫大した腋窩リンパ節を切除してはいけません。地方本店のようなものですから、これを取ってしまうと、上腕のリンパ液の戻りは絶たれます。気長に再開通を待ちながら、肩に向かって軽くマッサージすることです。

癌性疼痛は耐えがたいものです。生薬系のモルフィン製剤を使います。中毒になるなんて心配は要りません。免疫力は下がりますが、簡単に取り戻せます。しかし、非ステロイド系鎮痛剤など、化学合成薬剤は使ってはなりません。座薬、貼付剤も同様です。痛みを取り除くだけで終わるのではなく、他への影響も併せて考えて判断する必要があります。

鉄粉入りの保温剤も要注意。使うなら湯たんぽがよろしい。

「癌だから・・」と納得したり、言いわけにしたり。癌診療の現場で、医師自身が逃げの姿勢です。が、諦めることはありません。手を尽くすなら、かならず報われます。

ホスピスの役割は何でしょう。心安らかに死を迎える準儀の前に、生き抜く希望を持ちましょう。

癌末期の患者に医療費を費やすのは無駄、と考えるなど傲慢不遜の極み。まことに恥ずかしい所業です。

第4章　実績と解説

卒癌者が続々。

第1節　私の勲章

二〇〇二年六月に最初の患者を迎えて以来、これまでさまざまな患者に出会って、多様な経験をしてきました。

巻末の癌症例一覧表は、治療開始後五年を経て卒癌し状況の明らかな例、観察治療中の例、毎週治療中の患者を示し、治療を始めたものの初回のみ、数回で中止、合併症治療のために施設入院した例、消息不明の場合を除いています。

表の経過欄に入っている数字は、治療を中断して、再開したときに再燃や新規発癌その他があって、毎週治療を再開したものです。

癌診療を始めた当初は井穴刺絡とＹＩＴのみを治療手段としていて、毎週治療の期間は二〇ヶ月から二年に及んでいましたが、思念のエネルギーを使うようになり、さらに気力の向上に伴ってどんどん短縮し、今では二、三ヶ月になっています。厄介な炎症も、オリーブ乾燥葉末を使うようになって、皆無です。

こうした経過をたどっている皆さんに共通していることですが、基本的な注意事項を守っている限り、毎日の生活や仕事にほとんど制限はありません。中には海外旅行まで楽しんでいる人もいます。

こうした人たちの一人ひとりが正樹堂方式の効果と価値を証明しています。私にとっては誇らしい勲章なんです。皆さんには、友情とでも言えそうな、一種の親しみを感じています。

ただ、残念なことに、順調な経過の最中、理由も告げずに受診をやめてしまう人たちがけっこう多いんです。他の治療法を求める場合もあるでしょうが、まあ、一年、二年と無事に過ごしていれば、もういいんじゃないか、と独り決めするわけですね、金も時間も無駄と思うのか。また、合併症治療が不適切で亡くなった人も少なくはありません。この人たちが表に加わるならば、私の勲章の数は、恐らく倍増しているでしょう。

第2節　切り取りゃいいってもんじゃない！

一覧表の第2例目は甲状腺癌で３／４切除を受け、両側肺癌になって来院しました。子宮癌もあったので三者を治療し、毎週治療を終わって六ヶ月後に再診したところ、胃癌になっていました。当時はまだ正樹堂方式が成立する前で、井穴刺絡とＹＩＴのみの治療。観察治療という考え方も、まだ未成熟の時期です。とにかく、同じ人が甲状腺癌、肺癌、子宮癌、胃癌と続発したわけです。変だ、と思いませんか。

第３例目も甲状腺癌で、一部を残して切除、再発しました。この両者に共通しているのは、分泌が不足するであろう甲状腺ホルモンを補うために、乾燥甲状腺製剤、つまりホルモン剤を服用していたことです。

この薬剤を仮想投与すると、インターフェロンγが極端に下がることが分りました。免疫力が激減するわけです。癌の芽は見逃されて増殖し、癌は盛長して行きます。ホルモン剤使用の危険性を知ることになりました。

甲状腺という内分泌腺を切除したあとは薬剤として甲状腺ホルモンを補給すればいい、との発想がいかに間違っているか！

この2例目は5年という卒癌の時期を越えても、実は、免疫レベルを高く維持するため、観察治療を続けています。最初の甲状腺切除手術がその運命を決定したわけです。

３例目も治療を続けていますが、残っている甲状腺組織の分泌機能がうまく引き出されていると見えて、甲状腺剤を使わずに済んでいます。

このように、ひとつの病気を癒すための治療行為が、実は次なる病いを準備するという、まことに皮肉なことになっています。医療行為が新たな病いをつくるという、今の医療の実情と危うさを示す好例です。

術後の患者がけっこういます。手術によって局所の処理をやっても、事は解決していないわけです。

どこまで切り取ればいいのか、術中の迅速病理検査でも確実なことは分りませんし、不必要な損傷を組織に与えてしまいます。手術はあくまでも癌の合併症に対するものであって、通過障害などを取り除くことを目的とした局所の作業なんです。癌が全身病であることを認識するなら、局所の腫瘍《しゅよう》を取り除いて事足れりとするのは稚拙としか言い様ありません。全身への手当を怠ってはならないわけです。

こんな例もあります。表の第10例、関節リウマチでステロイド治療を受けた女性が卵巣癌に。観察治療に入って間もなく男児出産。40歳の初産でした。妊娠は十数年間なかったものです。その後、女児も誕生、賑やかな一家になりました。

第28例は心房細動から脳血栓症・右半身麻痺となった男性。血栓が飛んで腎梗塞に。さらに反対側の腎臓癌です。癌だから、と摘出して病気の腎臓を残しますか、いよいよなら透析やるさ、と。

しかし、腫瘍《しゅよう》の周囲には正常な組織が残っているはずです。癌組織の活性を奪って元癌とし、健康な組織を育ててやるなら、その臓器の機能は保たれるはず。この考え方が正しいことは、右の２例が証明しています。

第3節　ホルモン剤は使っちゃならない！

前節で甲状腺癌術後に甲状腺ホルモン剤を投与することが危険であることを述べましたが、今の医療現場では実に気軽にホルモン剤を使っています。

月経困難症や更年期障害をホルモン治療して乳癌に、とは今や医学常識であって、これまでに何人かを見聞きしていますが、いずれも不幸な結果になっています。医師も患者も認識が甘い上、何かスマートな治療との、誤った受け取り方があるようです。

前立腺癌に男性ホルモン拮抗剤を使うようになっていますが、最終結果はやはり疑問です。

いわゆるピルが女性性器癌の予防に効果ありと言われ始めました。果たしてどんな結果になるのか、興味ありますね、ホルモン治療に他なりませんから。

余談ですが、臓器移植が我が国でも盛んになってきました。移植臓器を生着させるため、拒絶反応を防ぐ目的でステロイドホルモンと免疫抑制剤を使います。その結果、免疫力が極限まで落ちているはずですから、癌の芽は見逃されるに違いありません。移植後の悪性腫瘍《しゅよう》発生率はどうなんでしょうね。まだ、あまり問題視されていないようですが。

第4節　癌疾患の変貌

乳癌・肺癌・大腸癌・直腸癌が多いことが、巻末の癌症例一覧表から分りますか。

かっては胃癌が問題だった我が国でしたが、ここにも欧米化が見られます。生活様態、とくに食の習慣の変化によると言われていて、とりわけ動物性脂肪の摂取が多くなったためとされます。日本の伝統的な食文化を再評価する必要がありますね。

欧米人もこの点に注目し始めています。参考図書にあげたプラントンの「乳がんと牛乳・・」が参考になります。かってアメリカのある副大統領が、魚臭い、と日本人を嘲ったそうですが、今や彼らは日本の魚食文化にあこがれの様子。

多種多様の穀類と野菜に果物、海藻と魚、少量の肉。これを上手に食べ合わせることです。汚染がなければ、なおよろしい。

癌治療に特殊な食事は必要ありません。持てる免疫力を強化して癌と戦わせるには、まず己の身体を作らなくてはなりません。

沢山の薬剤やサプリメントを摂るため食事が満足にできない、いや、食事より薬を摂ることが大事、など、逆転したことをやる人が実際にいるんです。化学合成薬品は避ける方がむしろ賢明ですし、免疫力強化のふれ込みでサプリメントが次々に登場するのも、決定打がないからです。仮に有効なものがひとつあっても、他のものをいくつも併せてると、すべてが台無しになることがほとんどです。足し算の総和がマイナスになるようなもんです。

医薬品についても同様で、例えば内科・整形外科・耳鼻科あたりをひとまわり受診すると、併せて10種類を超えるような薬を服用することになり、かえって健康を損ないます。医療が病いをつくるんですよ。

第5章　エピソード

腹が立つやら、口惜しいやら。

これまでに出会ったどの一人も、皆それぞれに課題を与えてくれましたが、中でも印象深く重要な転機となった例を二つ。

第1節　二階の寝室

初診時48歳の女性、右乳癌。更年期障害に対してホルモン補充療法を一回だけならいいだろう、との結果。

癌テロメアが消失したころ、嚢胞形成。どんなふうになっているかを確認したい、との本人の申し出によって摘出手術。その後間もなく炎症を伴った嚢胞状に再発。右上胸から肩・背部までリンパ節に転移が広がり、再び手術。

もしや、とあることを疑い、退院後そのまますぐに来院させ、自宅へ同行。

二階寝室を調べ、ＢＤＯＲＴで異常な領域を畳の上に描き出すと、「あッ、私の寝ているところッ！」。患者の上半身右側がスッポリ納まる領域でした。下の部屋の天井付け照明器具から出ている電磁波の領域です（図表Ⅴ―①）。枕元の位置には電気スタンドのコードが這うように置かれていました。

その後、患者は大学病院へ行って抗癌剤・放射線治療。思うに、家族からの強い要請圧力が加わったのでしょう。患者自身はそうした治療の結果や成り行きを十分に認識していたはずです。逃れるようにホスピスへ行き、間もなく亡くなりました。

他にも左乳癌例で、反対の右を下にしてホットカーペットに横たわって休むようにしていたため、腫瘍《しゅよう》が子、孫と、右下に向かって進展した例も。また、子宮癌で積層住宅の上階、六畳の和室で寝るようになってから急速に悪化した例では、患者の腰のあたりが階下からの電磁波領域にスッポリ。電磁波による癌の発生・悪化を痛感することになりました。

第２節　癌テロメアの意味するもの

初診時67歳の男性。胃癌のためにメキシコへ行ってゲルソン療法だ、渡欧してルルドの聖水だ、日本に帰って何とかの食養生だ、と巡りめぐって当院へ。やっと納得できた、とのこと。

癌テロメアがなんと　７５４９ナノグラム！　普通よく見る値は１２００あたりから１６００ナノグラムぐらい。だから、この異常に高い値がどういうことなのか、その時は疑問のままでした。

一八ヶ月ほど経て癌テロメアが1フェムトグラム以下になったところで、内視鏡検査を。ウーンッと唸りたくなるほどの巨大な病巣。しかし、患者は安定して、すこぶる元気に生活しており、私と同年齢のこともあって友達付き合いになっていました。

ところが間もなく、腰が痛い、背中が痛い、さらに腹水が溜る、といろいろ言いだしたんで、さては、と察して、厳しく再警告を、と構えていたところ、来院しません。間もなく死亡を知ったんですが、

家族に尋ねると、内視鏡検査のあと、何をどのように検査医師から告げられたのか、電熱による岩板浴と遠赤外線浴を始めていた、とのこと。絶対にやってはならない、とたびたび厳しく言っていたにも拘わらず、です。自ら墓穴を掘った

んですよ、まったくもう！

類似の行為で、ある女性患者、膵臓癌であったか、炭素棒を電気炉で燃やして発生する光線を浴びるという治療を受け、前腹膜にベッタリ腫瘍《しゅよう》が円形に広がっていた例があり、友人にも勧めていて共に斃れた悲劇も。

この特異な胃癌例から何を読み取ったか。癌テロメアの値は癌活性のある腫瘍《しゅよう》の組織量を示す、です。癌活性があって増殖能を持つ腫瘍《しゅよう》組織の量です。治療が進んで癌テロメアが消失した場合、その組織細胞はもはや分裂増殖できず、おのれの寿命が尽きるのを待つだけになります。癌の特質を失ったわけです。

第6章　癌診療再考

影に怯え、戦略を誤る。

第1節　診断法再考

癌の診断といえば、まず画像診断、とくにX線検査です。言うまでもなくX線はエネルギーの高い電磁波ですから、当然、遺伝子異常も免疫力低下も引き起こします。胸部単純撮影一枚でも、インターフェロンγは100ナノグラムぐらいは下がります。普通、健康とされる人たちのインターフェロンγは70ナノグラムほどですから、撮影後は一時的にもせよ、ほぼ0になっているはずです。CT検査となれば、比較にならないほどの影響があります。

ある若手の女性国家官僚、二つの公的病院で熱心にCT検査を繰り返され、体内のリンパ管沿いに増殖した腫瘍《しゅよう》で主要な静脈、尿管が圧迫され閉塞し、尿毒症で死亡した例があります。

胃癌に造影透視・撮影、肺癌・肝臓癌・膵臓癌・腎臓癌などにCT検査、乳癌にマンモグラフィと、ことごとくX線検査を繰り返すことになる。対癌キャンペーンのままに癌検診を受けていると、どんな結果になるのか。

IT技術の進歩によって情報管理も容易になり、いとも気軽にX線検査が行われていますが、もっと深刻に考える必要があります。

画像に陰影があれば癌だ、なければ癌なんてないよ、では、あまりに単純、お粗末に過ぎます。画像では見えない微小な腫瘍《しゅよう》がある領域にいくつもできている、いわゆるフィールド　キャンサリゼーションは見逃される一方、陰影は何でも癌だ、ガンだ。肺炎の痕や結核腫、葉間裂の厚みなども、ガンだ。こうした宣告を受けた上、闇雲に無用の抗癌剤を投与される患者こそ悲劇でしょう。現実に、大学病院で抗癌剤治療を受けた肺結核患者がいます。

腫瘍《しゅよう》マーカーは可能性を示すにすぎず、逆に、一覧表中の1例目、針生検で確定した前立腺癌例のように、前立腺特異抗原psaが、治療期間中まったく異常値を示さない場合もあって、その利用は慎重でなければなりません。

病理診断は細胞の異形性を診るわけですが、標本の良し悪し、診断者の技量などで大きく左右されます。そもそも、癌として失活し増殖できない状態にあるのか、まだ活動性を持っているのか、という発想を欠いています。形態を見るだけでは判らないことなんです。

乳癌の癌細胞が線維細胞によって置き換わり治癒した、とされる病理画像を見たことがありますが、癌の活性をまだ残していました。いずれ再燃する可能性があります。一方、単純な良性の線維腫が乳癌と病理診断された例もあります。マクロにせよミクロにせよ、形態だけの診断では不十分なんです。

なお、正常な乳腺の一部が孤立して触れ、腫瘍《しゅよう》と紛らわしいことがありますが、良性腫瘍《しゅよう》とも悪性腫瘍《しゅよう》とも反応はありません、もちろんですが。

確定診断にたどり着くまで、けっこう時間を要するのも問題でしょう。結論を得ないまま、長い間待たされるのは苦痛であるし、その心理状態が交感神経緊張を招いて免疫力を下げます。

肺葉間裂のわずかな厚みに癌を疑いながら反対側肺の発癌を見落としたり、結核腫に混合したマイコプラスマ肺炎を膵臓癌の転移としたり、大腸ポリープから予防的大腸切除手術を勧めておいて直腸癌に気付かず、腰が痛いとなると骨転移だ、直腸診で粘膜下肉腫としたものが単純な前立腺癌、などなど。

手術をやってみなければ良いものか悪いものか判らない、とか。

こんなことは皆、癌活性の有無から簡単に判断できることです。

第２節　外科治療再考

癌は恐ろしい腫瘍《しゅよう》だから、早く見つけて取ってしまう。取ってしまえばもう安心。あまりに単純、児戯に等しい。

悪い腫瘍《しゅよう》を切り取ると言っても、どこまで切ったらいいですか。目に見える腫《しゅ》瘍《よう》を取るだけで事は済みますか。

一次リンパ節だの二次リンパ節だの言いますが、迅速病理検査でもどこまで信頼できるのか。取っても取っても際限はありません。かならず取り残しがあり、余計な損傷も与えています。

ある女性患者。潰瘍性大腸炎で大腸全摘！　その後、卵巣癌手術。さらに子宮頸癌が膣入口まで。

実に乱暴な治療ですね。身体の中を空っぽにすることが正義ですかね。この患者の心理面の弱さ、交感神経の強い緊張に対する手当がまったく考えられていなかったんです。

食道癌や膵臓癌の困難な手術を無理にやって、どれほどの結果になっていますか。

確かに生き抜いている例もあります。この人たちは心理的に大きく変わっているはずです。生死の境を生き抜いた自信と生かされたことへの感謝の念が、自律神経のバランスと高い免疫力を回復させたに違いないんです。

手術は癌の合併症に対する処置なんです。呼吸器・消化管・血管・リンパ管・尿路・神経への圧迫や閉塞を取り除くものであり、必要最小限の手術侵襲で、組織・血流・リンパ流を最大限に温存することです。そもそも癌を手術で治療しようという発想が間違いなんです。リンパ球の活性を高めて、対癌戦争はこれに任せることです。

第3節　抗癌剤治療再考

癌組織はもともと患者自身の組織である生き物です。これを攻撃する薬物、つまり抗癌剤が患者の身体を損なうのも自明の理です。その結果、激しい消化器症状のほか、さまざまな全身の不具合に悩まされます。脱毛なんぞは序の口。象徴的な現象であって、女性には耐えがたい心理的負担になり、精神緊張をも招きます。カツラを提供しようとの、心やさしい社会活動もありますが、脱毛を、避け難い当然のことと受忍する方がおかしいですよ。

欧米の抗癌剤治療は、日本のものよりはるかに精細、緻密に設計され実践されているといいますが、そうとしても最終的にどこへ行きつくのか。抗癌剤治療である限り、出口はないでしょう。

わが身の内でもある癌組織だけを始末しようという発想が無理なんです。さまざまな、また新手の抗癌剤が登場しても、健康被害を招くばかり。免疫システムを徹底的に損なっているんです。共倒れになるのも当然でしょう。

健康な免疫システムを育てて仕事をさせること。これが唯一の解ではありませんか。

図表Ⅵ―①の患者は卵巣癌術後、腫瘍《しゅよう》マーカーが上昇してきたために前月まで抗癌剤治療を受けていました。癌テロメアがフェムトグラムの低位になっていて、抗癌効果は確かにあったでしょう。しかし、癌活性は残っており、インターフェロンγが極度に下がっていて、免疫力がまるで働いていない状態では、再燃すること必定です。また、健康テロメアが低いことから、このままでは、間もなくお迎えがやって来る、と予想できます。こうしたことを把握できずにいるのが今の癌診療の現場なんです。良い結果になるわけがない。

第4節　放射線治療再考

癌症例一覧表の第12例。悪性リンパ腫で左側頸に照射され、喉頭癌になったもの。他にも乳癌術後の照射で肺癌に、女性性器癌術後の照射から直腸—膀胱瘻となって人工肛門造設、さらに直腸癌に、という例もあります。いずれも、まさに医療が病いをつくった、と言わざるを得ないではないですか。

こんなことでは完治・離脱という出口には届きません。機能を温存するために選択しても目的達成は難しく、むしろ禍根を残す結果になっています。一覧表73番の舌癌例、74番の咽喉癌例は、正樹堂方式によって共に機能を維持しながら、良好に経過しています。もっとも、74番はまだ鼻声を残していますが。

第5節　医療体制再考

癌の合併症を処置するには、ほぼ入院が必要になります。

昨今、病院ではほとんど電動ベッドを使いますが、まず、これが大きな誤りなんです。このベッドにはモーターが備えられており、壁のコンセントにつながれています。その結果、患者はいつも電磁波にさらされることになり、いやでも免疫力は下がります。

そこへ持ってきて抗癌剤だ、抗生剤だ、ステロイドだ、といろいろな化学合成薬剤が注ぎ込まれ、各臓器の負担に。結果、多臓器不全。この言葉、よく聞きますよね。医療が病いをつくるんです。ましてや、状態の悪い癌患者に抗癌剤を投与するのは、トドメを刺すことに他なりません。

入院の目的は癌の治療ではなく、あくまでも合併症の処置であるから、排気・排水、輸血・輸液など、必要な処置を的確に行って、手早く患者を開放してほしいものです。こうした処置自体が免疫レベル維持の妨げになるため、素早く免疫力を取り戻さなくてはなりません。そのためにも短時日で解放してほしいものです。

癌だ、ということを言いわけに早々と諦めてしまい、必要なこと、やれることも怠ってしまう。あるいは、期待され要請されていることも、一片の書類を盾に拒否したり。その瞬間をしのぐことができれば、生存の可能性が大きく広がるんです。

何を根拠に余命を宣告するのか。かなりいい加減です。希望を奪われた結果がどうなるか。残された時間を有意義に、なんてお節介なだけ。希望があるからこそ生きる意欲も湧いてくるんです。

癌検診となると、まず単純撮影、造影撮影、CT検査、マンモグラフィとX線検査が並びます。社会的な仕組みによって、半ば義務化すら感じませんか。しかし、これを熱心にやるほど、強い電磁波を浴びることになります。生活空間には他にもたくさんの電磁波発生源があって、電磁波汚染と言っていい環境です。オール電化など愚の骨頂。集積効果を考えたなら、放置していいことではありません。国家事業のように検診キャンペーンを展開しても、矛盾していますよ。

パピローマ　ウィルス　ワクチンの役割はどうなんでしょうね。若年女子を対象に大々的なキャンペーンですが、本当にいいのかね。

癌診療は巨大科学なのか、疑問です。確かに、世界中の医師・医学者・科学者が総力を挙げて研究に従事し、細胞・遺伝子・分子のレベルに分け入って癌の本質を解明し、治療成績を向上させようと努めています。その労力と投入資金はまさに甚大と言えます。しかし、その成果はどうか。経済学では費用対効果を論じますが、この見方からすると、明らかに勝ち目のない戦いを続けています。

莫大な資金を投じて抗癌剤を開発しても、副作用に阻まれて良い臨床結果は得られない。重粒子線照射装置に代表される巨額の装置を導入しても、むしろ費用対効果は悪くなるばかり。

学問・技術としては壮大な展開を示しても、それに見合う成果は上がっていない。単純で基本的なことを忠実に実践する、これが真髄なんです。要するにベクトルの方向を間違えているんですよ。

ステージがどうの、細胞のタイプがどうの、と学問・研究の体を装ってはいますが、治療法の決定打は生み出せません。5年後、10年後にどれだけの人が元気でいられるのか。

第7章　「正樹堂方式」の成立

真《まこと》の知識ある人とは
己《おのれ》の無知を識《し》るものである。

～ソクラテス～

この部分は数年前に書かれたものです。収載予定の計画が実施されないままになっておりました。正樹堂方式が成立する過程と当時の思いを示すため、一部を除いて原文のままとしました。

第1節　ＹＩＴとの遭遇

一九九八年末、高校の同期会が横浜で行われた。東京とその周辺に40名ほどが北海道は函館から出てきている。開業以来、土曜日も終日診療していたため、それまではこの集まりには参加していなかったが、還暦を迎えたのを機会に出席することにした。

中華料理の円卓を囲む隣の席にいたＩが妙な話を始めた。日頃から診てもらい、テニス仲間でもある医師が行っている「治療」についてだ。具体的なやり取りは記憶していないが、私の受けた印象は、正規の医療とは異なる、何か馬鹿げた、胡散臭いものであった。こうした場合の医師の通弊で、「ド素人が知りもせずに、何をアホなことを・・」となる。

年改まって、ある日、この医師から電話が入った。「オタク、僕のやってる治療に興味があるそうだが・・」。まさか、ないとは言えない。適当に話を会わせていると、彼は熱く語り始めた。

三〇分も話したろうか。じゃあ学会その他で発表したことはあるのか、とのこちらの問いかけに応えて、10数枚の抄録がファクスされてきた。読み進むうち、とにかく見るだけでもと思い立って、この山脇　昂医師の許を訪ねた。

一日彼の診療を見学し往診につきあい、最後に、ものは試しと治療を体験してみた。皮内注射はけっこう痛い、しかも6本だ！　その中身たるや、実質的にただの50％グリセリンの一滴にすぎない。

帰って考えた。確かに奇妙な、よく分からない、従来にはない発想と治療法だが、何がしかの意味はありそうだ（当時、私はホメオパシーを知らなかった）。数種のアレルゲン、希釈液、ブルーシリンジ、27ゲージ注射針と準備を進め、折あらば、と待っていた。

たまたま高齢の喘息患者がおり、標準的に低濃度ステロイド吸入剤・気管支拡張剤・抗アレルギー剤を使っていたが、思わしい経過ではなかった。

ＹＩＴを始めた。翌週、幾分良くなっている印象。さらに翌週、明らかに軽快

している。そしてまた翌週。目に見えて改善していくではないか！　こりゃ本物だ‼

そしてアトピーの中学生・・と、対象をどんどん広げていった。診療機会が増えるとともに開発者である矢追博美医師の著書を読み、滝沢村を訪ね、学会にも参加して、ＹＩＴの効果は血流改善と内分泌機能の向上にある、との認識を得、故南風北大名誉教授の「修復のホルモン」との知見もあって、私自身が２週ごとのＹＩＴを続けている。私流の表現では、この治療によってお年寄りの「生き」がよくなるのだ。アレルギー病が主な対象だろうが、自律神経バランスも改善されるため健康維持を目的の受診者も多い。

こうした過程から私は学びとった。つまり、己が知らない、初めてのことに出会い、見聞きした場合に、これをウソ偽りや出鱈目として否定するには、それだけの明確な根拠や裏付けがなくてはならない。少なくとも、私は知らない、判断できない、と一歩引き下がり、結論を保留するのが正しい態度だろう。さらに、話だけでも聞いてみよう、見てみよう。その上で捨てるべきは捨て、採るべきを採りいれる。遅まきながら、私はこのことに気付いたのである。

だが世間一般、とくに医学界や医療の世界ではどうか。嘘だ、デタラメだ、ペテンだ、インチキだ、と頭から切って捨てる。その判断の拠り所はいわゆる常識とか、己の限りられた知識や経験なのだ。そもそも常識なんてぇものは、それぞれが勝手に常識と思い込んでいるだけであって、けっして共通普遍の認識ではない。こうして訳知り顔のボスや権威を自認する連中が新しい発想に立ちはだかる。発言・発表の途を彼らが塞いでいるのは、大いなる罪であろう。

胃切除後の腸管再吻合法、ビルロートI法・II法に名を残すビルロートは、19世紀ドイツ外科の泰斗だが、「外科医たるもの、（神聖な）心臓に手をつけてはならぬ」と主張したという。今日の心臓外科の一般化を見たら、どんな顔をするだろう。その時代じだいの常識は後のち覆されるのだ。

非科学的との否定語がある。この言葉をもって、嘘・偽り・インチキ・デタラメとレッテルを張り、抹殺するのだ。だが、考えてもみよ。現在の科学の枠を超え、今の科学の言葉では説明しきれない自然の事象は無数に存在する。それを事実として認め、その現象を観察して法則性を見出すことこそ科学的態度ではないか。科学の枠を押し広げて行くのが、その進歩だろう。

確かに今日の科学技術は目覚ましい発達を遂げている。だが我々は、この広大無辺な宇宙自然の理の何ほどを知っているのか。小柴先生の言われるように、1、2％も知りはしないだろう。未知の領域は無限に広がっているのだ。

第２節　ＢＤＯＲＴへの誘い

一九九九年初夏、大判のハガキが舞い込んだ。バイ・ディジタル　Ｏ―リングテスト医学会国際シンポジウムなるものの案内だ。コックリさんだよ、との次男坊のコメントを聞きながら、ＹＩＴでの教訓を思い起こして参加した。

初日は市民公開講座。会場溢れんばかりの聴衆である。私の知らない、このＯ―リング　テストやらに、何で一般市民がこうも集まるんだ？　不思議だった。翌日からのシンポでジックリ話を聞いたものの半信半疑。ともかくその後、毎月のワークショップのために九州は久留米へと飛んだ。

ＢＤＯＲＴは人間の持つ精妙な感覚を利用した検査・診断法であるが、訓練を積むことによって、格別の機械・装置を使わずとも無侵襲で高度の診断ができる。癌疾を例にとると、水銀の蓄積、アセチルコリンの低下、インターフェロンγの激減、がん遺伝子抗体の出現・増加、癌テロメアの高値、健康テロメアの減少、その他の「癌の指標」を、比較資料を使って検出・定量するのである、手指の筋力の変化によって。

病的状態の有無と局在を調べ、薬剤の適合と量を仮想投与で決定し、さらに服用した薬剤を目的の場所に誘導する。鍼灸でいう経絡も容易で正確に検出できる。ここから、解剖学・生理学的な神経回路とは別の情報伝達の仕組みに注目して、気功その他の東洋医学、さらに東洋思想へと展開して行く。

ただ心すべきは、主観とか思い込み、あるいは期待の念の入り込む余地が大きく、十分な訓練を要することである。経験を積むほど難しさ、奥深さに気付き、安易に行ってはならない重要な診断技術なのだ。

しかし、この段階ではまだ癌診療に従事することになろうとは思わなかった。むしろ、悪性腫瘍《しゅよう》を扱わずに済む身を誇っていたところがある。癌疾に対する理解が間違っていたのだ。

第3節　自律神経免疫療法―癌と対峙

二〇〇二年二月、「医療が病いをつくる」という本を読んだ。前年末、岩波書店から初版が出た、新潟大学安保 徹教授の著書だが、日頃から己のやっている診療に疑問を抱いていた私は、そのタイトルに共感したのだ。

読んで瞳目、目からウロコだ！　交感神経活性と顆粒球、副交感神経活性とリンパ球が連動し、井穴刺絡で自律神経バランスを修正できる、というのだ。副交感神経活動が過剰だと鬱になり、癌細胞は「異常自己」として免疫システムの標的になる。

30歳代半ばと覚しい女性がやってきた。何にもやりたくない、という。会社には出たくない、家事もやりたくない。ひたすら横になっていたいそうだ。あり合わせのつま楊枝か何かで井穴と百会をぐりぐりやった。血液像は、なるほどリンパ球過多である。ＢＤＯＲＴによる胸腺部の描画も異常だ。

幾月か経つと、洗濯をした、会社に行ってみた、とか。フッと来院が途絶えて間もなくやってきて驚いた。20歳代半ばの、元気な若い女性だったのだ！

安保教授に問い合わせて研究会に参加することにしたが、条件があった。福田―安保理論の福田　稔医師がお茶の水で行っている診療を見学し、即実践せよ、とのことだ。ひと月、毎週出かけて見学し、その強烈な治療も受けてみた。レーザー鍼で井穴と百会を刺激したあと、21ゲージ注射針で全身を刺しまくるのだ！もちろん、闇雲に突き刺すのではなく、鬱血部と乏血部との境を刺激して血液循環を促すのだが、全身が血だるまになる。苦痛も半端ではない。

そこで私は考えた、この全身刺しまくりの部分をＹＩＴで置き換えてみよう。侵襲は格段に少なく、血液循環改善の目的も達せられる。内分泌の賦活も自律神経バランスが正されるからだ。

福田医師は癌治療も行っていた。ある高齢女性、肛門直上の直腸癌だったが次第に外へ押し出され、その時は完全に肛門の外。高さ５㎝ほどの松笠状で、表面からウロコのように落剥する。福田医師は腫瘍《しゅよう》茎の根元をめぐってぶすぶす針を突き立てた。鬱血した暗色の出血だ。ふーん、こんなふうに癌と対峙できるんだ、と感慨にふけった。

程なく研究会事務の担当者から連絡があり、お茶の水のクリニックが多数の受診希望者で溢れかえっている、どうしたものか。私は答えて、ゆくゆくは周辺の我われが一部を引き受けることになろう、と。私は一年ぐらい先を思い描いていたのだ。

だが、その直後から2回線の電話とファクスがフル稼働。二日間は対応に追われて仕事にならなかった。ファクスの山を見て、要望の多さに愕然。こりゃ、何が何でも始めるしかあるまい！

この年六月十一日、胃癌に膵・肝・脾・後腹膜転移の男性を第一例に迎えて癌診療を開始した。以後、数かずのエピソードに相まみえることになる。

9月初め、例のIが電話をかけてきた。食道癌になったという。翌日、治療を始めた。が、翌週はやって来ない。尋ねると、「オマエ、100％の保証をしなかったから、もう行かん」という。彼はその後、100％の途を選んだ。手術を受けてじきに逝ったのだ。何という皮肉か、私の癌診療へのきっかけを作った彼が、それを享受できなかったとは！

第4節 「気」の世界へ

ＢＤＯＲＴの一二月例会は、だいたい気・気功のセッションである。私にはまったく無縁の、むしろ胡散臭さを感じさせるものであった。なにせ前身が心臓外科医である。人間機械論の最右翼なのだ。幸い、若いころから、漢方医学にはいくらか興味はあったが。

ある時、最前列の私がモデルに引き出された。施術して、「悪い気を出します」という。何と失礼な！ しかも、この悪い気とやらを空中で捏ね始めた！ フロアから声あり、「それを豆粒ぐらいに小さくできたらいいですね」だって。いったい、何てぇ人たちなんだ?

高崎市で催されたＹＩＴ学会の折、丸茂畠子医師が私のジャケットの上から指を這わせ、「ここですね」と、腰痛のポイントをピタリと当てられた。中国気功をなさるという。その後、ご自身が編纂された手引書を送ってくださり、これに従って馬歩《まほ》站椿功《たんとうこう》などの基本的な練功に励んだ。

別世界あるいは異次元の話のように思いながらも、だんだん慣れて抵抗感は無くなってきたが、私は気を発するとか、気を感ずるとかの感覚はなかなか得られない。むしろ患者が「熱いものが身体に入ってきた」、「大きな風船が乗っかってきた」、「身体が浮き上がる」、「全身にヒビ割れが走った」などと表現し、自発動で床の上を転げまわるといった現象を見、癌の指標の変化を測定してみてやっと施術の効果を認識することになる。

二〇〇四年までは、ＢＤＯＲＴで診断し、井穴刺絡とＹＩＴの治療だけであり、癌細胞が際限なく分裂増殖するという癌の特質を失うまでの第一段階を通過するまで、二〇ヶ月ないし二年を要していた。

しかし、気のエネルギーを利用できるようになって、本当の早期がん診断が可能になるとともに治療効果も格段に向上し、この期間が倍々ゲームのように短縮した。エネルギーレベルがさらに上がった今、わずか二、三ヶ月となった。やっぱり異次元なのかも。

第二段階に入ると治療間隔を二週間にあけ、細胞の寿命が有限となった「もと癌」が再燃しないよう、新たな発癌がないように観察し、免疫と健康のレベルを高く維持して行く。

第5節「正樹堂方式」

「正樹堂方式」とは治療法のみをいうものではない。診断・治療・観察のすべてを包含する診療体系である。

思念のエネルギーを用い、BDORTと組み合わせた迅速で苦痛のない検査によって、癌の有無と所在を診断する。毎週の治療は三態意識法に始まり、井穴刺絡とYITを加え、BDORTで効果を確認する。仮想投与によって最適の漢方薬と補助剤を選び、心の在り方・価値観を始め、実生活上の注意点を指摘し、学習してもらう。

第二段階では治療間隔を二週間として井穴刺絡とＹＩＴを行い、二ヶ月ごとに三態意識法を加える。免疫レベルを維持・向上させ、再燃・新規発癌を監視する。治療開始後五年を経て卒癌となる。この間、Ｘ線検査と化学合成薬剤は極力避ける。

「正樹堂方式」は完成されたものではない。神経腫瘍《しゅよう》、血液や皮膚の癌は経験が乏しく、小児癌を同様に扱ってよいのかも、まだ不明である。

三態意識法は、今後、さらに進化して行くだろう。それを追って、私のレベルも向上するものと期待したい、門前の小僧が聞き覚えの経文を唱える様に等しいが。

「正樹堂方式」の成立過程を考えると、出会ったものを次々に採り込んで組み合わせ、捨てるべきは捨てて来たように思う。結果は、私があらかじめ考えて仕組んだわけではない。どなたか大いなる知恵ある存在が、順序良く組み合わせ、与えてくださったようにさえ思える。ある人が言った、「選ばれたのだ」と。この言葉が私を後押ししてくれる。

第8章 日本の医療 自慢できるもんじゃない。

このところ、ＴＰＰ加入問題についての国会論議で、「世界に冠たる我が国の健康保険制度を死守すべし」とか、声高に叫ばれていますが、その自慢のシステムを備えた国で、妊婦がたらいまわしの末に死んでいるのはなぜだろう。IPS細胞の研究やら、世界の最先端をリードする医学・医療を謳歌しながら原爆症その他の公害、さらに薬害問題の処理に手間取り、新たな環境汚染に直面しているこの国は何なのか。

日本の医療のすべてを語りつくすつもりはありませんが、いくつかの切り口から考えてみましょう。

第1節　臨床教育

六年間の教育を経て医大・医学部を卒業し、国家試験に合格すると医師免許を取得します。いよいよ研修医として臨床訓練が始まりますが、仕組みがしっかりせず、いろいろ手直しを繰り返しているようです。

そもそも、戦後、アメリカ占領軍の指導によってインターン制度が始まったんですが、大学卒業後の一年間、然るべき病院で臨床研修をやり、その後に国家試験を受けて合格したなら医師免許が取得できる、というものでした。

ところが、大学は卒業しているから学生ではない。しかし、医師免許を持たないので医師でもない。インターン先では主体性のない受け身の立場です。もちろん給与は無し、医師じゃないんだから。当時の厚生省の官僚は、こんな仕組みを作ったんです。お手本のアメリカから看板だけ借りて、中身はすっかり入れ換える、換骨奪胎の言葉通りです。

１９６５年、いわゆるインターン闘争が起こって、戦術は学内たてこもり。卒業大学以外の施設には出ない、ということです。大切な臨床研修の機会は犠牲になりましたが、これをきっかけに研修医制度が発足したんです。

お手本にしたはずのアメリカの仕組みはどうなっていたのか知る必要がありますね。古い話ですが、私の経験したことをお話しましょう。

私は一九七〇年に渡米しました。ボール型人工弁、Star-Edward 弁の開発者であるAlbert Star の許へフェローとして、オレゴン州ポートランドへ参りました。セント ヴィンセント病院で Star のチームに加わり、イギリス、オーストラリア、ニュージーランドのフェローとともに診療を行い、かたわら、州立大学病院や公務員病院などで、Star 指導下の胸部外科レジデントやインターンが主体的に仕事をしている様子を眺め、ときには一緒に行動しました。仔牛への人工弁移植実験手術は彼らが行います。彼らのレベルの高さに驚いていました。日本の臨床訓練のお粗末さに腹が立ったものです。

翌年、デトロイトへ移り、敢えて外科レジデントになりました。アメリカのシステムでは、インターンやレジデントは教育・訓練を受ける権利があり、受け入れ病院はこれを与える義務を課されます。この仕組みを実体験したかったんです。

実は、学生のころ、アメリカでインターンを、との思いがあってアメリカ本土やハワイのあちこちへ問い合わせましたが、日本で医師資格を取得して来るように、とのこと。彼我のシステムの違いがわからず、果たせませんでした。情報収集が十分でなく、幼稚でしたね。

インターンのポジションを求めたんですが、私のキャリアから、外科レジデントとしての採用になりました。

当時、コネティカット州立大学病院からは、インターンとして年俸１２０００ドル、家族手当は別途支給との提示もありました。１ドルが３６０円の時代です。

私の大学納入金は年間９０００円でした。

デトロイトでの圧巻は、前後四ヶ月の市民病院救急室（ＥＲ）勤務。デトロイト市と周辺の救急患者がすべて持ち込まれ、外傷のある患者は迷わず外科の部屋へドンと。

ここでアメリカ社会の影の部分を眺めることになりました。銃、麻薬やドラッグ、貧困、無保険者、人種問題・・。当時の情景が今の日本でも見られるようになりましたね。

この外科室を担当する我チームの構成は、インド人のアシスタント　チーフレジデント、イラン人と私がレジデント、アメリカ人のインターン、そして医学部四年の学生。さらに、正規の看護婦が二人、もと衛生兵という補助看護人が3名ほどの陣容です。

朝六時から午後六時までが勤務時間ですが、夕方になるとアメリカ人、アラビア人、エチオピア人のチーフ　レジデントのひとりが現れて回診開始。とくにこのエチオピア人が、何を考えているのか延々と真夜中まで、広い院内のあちこちに点在する受け持ち患者をめぐってご回診。その後、我われスタッフはそれぞれの担当患者のところへ戻り、翌朝の検査伝票を作成。機械的に繰り返されるこの検査。ＥＢＭの実体の一部です。

だから、アパートに帰るのはもう一時、二時。翌朝は五時起き。八日ごとに二四時間の休み。きつかったですよ。奴隷といわれます。

手術があると、そのまま入ります。指導医のもと、チーフやアシスタント　チーフが執刀。私も膝窩を銃で撃たれた少女の膝上切断などを。

外科室の奥に外傷のない男性、同女性、小児の部屋があって、それぞれレジデントが一人ずつ配されています。ここで外科的な問題があると、我われ外科チームが呼ばれます。

あるとき小児室から呼ばれて行ってみると、黒人の少女が何かで頭皮を割られ、泣き叫ぶものだから、動脈性の出血があちこちピュッ、ピュッ。

ピアノの鍵盤に指を置くように両手の指先で出血点を抑え、手術室からアリス鉗子を取り寄せ手早く止血し、手術室に上げました。

ところが、これを見ていた黒人看護婦、「黒人だと思って無麻酔で鉗子をかけた。ドクター　タナカは人種差別だ」と騒ぎだしたんです。

ふつう、コッヘルとかペアンなどの止血鉗子は堅くはさんで組織を挫滅しますが、アリス鉗子はたわみがあるため、柔らかくはさんで組織を挫滅しませんし、痛くもない。頭皮を保護するためにわざわざ選んだんです。とんだ人種問題でした。

インターンを一年、レジデント四年の訓練ののち、専門医試験を経て専門医開業となりますが、一般開業医の訓練コースもあって、へーッと思ったものです、当時は。

アメリカの仕組み全体を眺めてみると、まず四年間の医大・医学部が大学院に当たり、四年制大学卒業後に進むこともあってか、学生は社会人として、より成長していますし、医師になること、医師であることへの自覚も確かで、おのれを律しています。社会一般の医師に対する敬意が感じられ、「町医者」なんて言う態度は見当たりません。

臨床訓練の年限も十分に長く、大学病院その他の公的施設はインターン、レジデントの修練の場であって、チーフ　レジデントが指揮をとって主体的に活動しています。この点が日本とは根本的に違いますから、実力の差、レベルの違いは歴然です。

では、どうするのがいいのか。最適解を導くのは容易ではないとしても、手がかりにはなるでしょう。

まず、医学部へ進む前段階を四年制として一般教育を充実させるとともに、他者への思いを養わせ、将来の社会における役割と責任をしっかり自覚させることです。また、一般社会人や他の医療従事者からも、一定の条件のもとに医学部へ受け入れる。多様な背景と経歴、考え方・年齢の異なる人物が入り混じることで、他の学生も訓練されることになります。また、私学助成と奨学金を充実させて、私立医大での経済負担を軽減することです。

医大・医学部の医局は解体することです。無給医局員を多数かかえて意のままに使うなんてぇ怪しからん根性は止めたがいい。そもそも、他人様の子弟をお預かりする責任、優秀な次世代を育てる責任なんて考えているのかね、あの連中は。国会論議で、地方の医師不足対策として、大学病院に医師を集めて置いて派遣するとの発言がありましたが、バカも休みやすみ言ってほしい。この医師の身分や給与はどうするのか、考えているのかね。無給医局員そのものではないか！

研修の年限は三から四年、全国の各施設には、研修医の教育・訓練に責任を持てる範囲内の人数が認められ、そこは志望者から選ばれるように教育内容を充実させなくてはなりません。厚労省は地方施設ほど補助金を厚くすることです。

心ある、優れた医師を望み育てようとするなら、給与その他の扱いを適正に行って、医師としての自尊心と自負、職業意識を育てるんです。貧すれば鈍する、衣食足りて礼節を知る、と言うではないですか。人を安く、さらにはタダで使おうなんて根性は許せない！

研修医の側は、限られた期間内に多くの問題に当たって経験を重ね、臨床訓練の実をあげることを第一に考えます。広く情報を集めて、特徴や工夫のある訓練内容を求めて全国へ散ることです。生活できるだけの給与が得られるなら十分ではないですか。どこかのグローバル企業トップとは違い、一人ひとり患者に対面する医業で大儲けは期待しないがいい。

おのれの臨床訓練とともに後輩への指揮・指導についても学び、研修が終わったなら、この実績をもって次なるポジションを求めることになりますが、何なに病院は何とか大学の系列、と言った閉鎖状態では難しいですね。医局の解体とともに、この系列化も解消して開放的に、流動化しなくてはなりません。河清を待つのではなく、若い諸君は大胆に地方へ散って、おのれを鍛えるとともに生き方を探し当ててほしい。期待しています。

第２節　多剤処方

地方の大学病院などではよく見かける光景ですが、診療の終わった患者が大きな紙袋を下げて帰路に向かいます。紙袋の中は大量の薬。例えば内科・整形外科・眼科、あるいは歯科などとひとめぐりすると、薬剤は10種類にも15種類にも。ひと月分ともなると大変な分量です。が、果たして、この中のどれだけが本当に必要で、実際に服用されるのか、はなはだ疑問です。

ある患者は大手の法人病院の内科を併せて受診していて、そちらの処方は、坑不整脈剤　1、降圧剤　2、利尿剤　2、高脂血症剤　2、高尿酸血症剤　1、血糖降下剤　1、抗凝血剤　1、前立腺肥大症薬　1、胃酸中和剤　1。さらに漢方薬、血栓溶解剤、サプリメントと来ては、もう何ともはや。こうした薬剤がそれぞれに期待された薬効を発揮するどころか、むしろ健康を損ないますよ。免疫レベルが思うようには上がって来ません。

なぜこうも多種類の薬が出されるのか。最大の原因は「足し算処方」にあります。効き方の違う薬を併せてると、より効果的だろうとの期待があるんです。ところが、有効な薬剤であっても、あるいは有効なもの同士であっても、二剤、三剤と組み合わされると、結果はまるで違ってきます。むしろ逆効果になることも少なくありません。

そもそも医療薬剤といえども化学合成薬品であって、かならずと言っていいほど思わしくない作用もあるんです。これが相互に作用したなら、どんなことになるか分らんじゃないですか。まさに医療が病いをつくることになります。

また、同じ名前の化学薬品だから皆同じく作用、ではありません。剤型が違えば別物と考えなくてはならないんです。例えば、一日三回投与の剤型と一日二回投与のものとは、同じ名前の化学薬品であっても個々の患者への作用は同じにはなりません。こうした合う、合わないもあるんです。

血液検査の結果が正常値から多少外れているから、と言ってことごとく対応しようとするから多剤処方になるんで、中心的な問題に焦点を絞って処方し、食事や運動その他の生活習慣を正し、工夫させる方がむしろ好ましく、場合によっては鍼灸その他を併せてると、より効果的なこともあるんです。

我が国自慢の健康保険制度では、薬をたくさん処方し検査をせっせとやらなければ利益が出ない仕組みになっています。したがって、薬剤数を抑え、薬価の低い後発品を使うように誘導したり、検査を制限したり、といろいろやってはいるものの、医療の思想と報酬支払いの仕組みが変わらない限り、その効果は期待できませんし、いびつな制限や抑制は、医療現場での創意工夫を妨げ、いわゆるモラル　ハザードも招きかねません。医師の診療はアートであって、役所の事務作業とは違います。

患者も薬、くすりとせがむ一方、適当に間引きしています。まともに全部を飲んでいたら身体に障る、と感じ取っているんです。

こうして莫大な量の薬剤が無駄になっていて、その費用が保険財政を圧迫する最大原因になっているはずです。医師の診療行為そのものが報酬の対象にならなくてはいけないんですが。

多剤服用が危険であることを認識しなければなりません。「足し算処方」の悪弊を絶ち、医療の思想を変えなくてはなりません。医薬品と言えども化学薬品であることを、もっと深刻に考えなくてはなりません。

付言しますが、使われていない薬剤がどうなっているのか。戸棚や引き出しに放り込まれているか、ゴミ箱に捨てられるか。いずれにしても危険です。きれいな色の錠剤やカプセルは、幼児にとってキャンディーにも見えるでしょう。誤用の危険もあり、事故のもとです。欧米には、この未使用の薬剤を収集して処理する仕組みを備えている国もあります。医療廃棄物になるわけで、厳重な管理が必要です。

第3節　混合診療

「混合診療禁止は適法」との最高裁判断です。混合診療は一つの病気に保険診療と自由診療を併せて行うことですが、禁止となれば、患者は、医療費全額を自費で支払うことになります。保険診療で医療機関が支払基金から受け取った分はさかのぼって取り立てられ、患者から徴収できなければ診療側の損失になります。一種のペナルティーですね。

司法が厚労省・日本医師会の主張を認めたわけですが、法的根拠は薄弱で、いわゆる裁量行政なんです。

禁止の根拠がふるっています。有効かどうかわからない、さらに危険なものを排除するのはいいとして、金持ちだけが恩恵（？）に浴するのは不公平、とのこと。ならば新幹線のグリーンシート、飛行機のビジネスクラス、うな重の松竹梅は不公平じゃないのかね。それぞれの懐具合、時どきの都合によって選択する裁量ってえのがあるじゃないですか。

確かに、どうかと思うものがいろいろありますね。理論的にはいいようでも、治った、良くなった、とはいうものの、五年後、十年後がどうなのか、まず示していません。

とは言え、現行の癌診療の実情を見るなら、別の可能性を求めるのは当然でしょう。このとき、保険診療の対象になる部分を保険適用し、それ以外は自費とすることで何の無理もないでしょう。経済畑の人にはまったく違和感がないようです。選択の自由を妨げる、と最高裁判事も疑問を呈しています。患者の利益が最大になることが第一では？

混合診療はともかく、健康被害をもたらしかねない、かなり怪しげな機器や食品の類がほとんど野放し状態、お墨付きまがいのものが出回っていますが、放って置いちゃまずいでしょう。

第4節　救急医療・介護

無給医局員だったとき、拡幅前の明治通りに面した古い医院で夜間当直をやっていました。ある朝、退出しようという矢先、患者が運び込まれました。工事現場で落ちてきたハンマーの直撃を受け、頭皮と頭蓋骨が割れ、硬膜も破れていました。大脳表面のちぎれた動脈の断端を両手指でつまみ、私は身動きもならず。折から出勤してきた日勤医師、婦長ともにチラッと覗いて終わる。ズボンが血まみれの私を、タクシーの運転手は気味悪そうに見ていましたね。

第一節でお話したデトロイト市民病院ERに引き比べ、日本の救急医療の決定的な問題は、受け入れ態勢のできていない、不十分なままに救急医療の看板を掲げさせていることです。この看板を掲げるからには、人員と体制がしっかり整っていなければならないんです。専門医が居ない、とか収容ベッドがない、などと言わせておいてはいかんのです。救急車が到着してから、あちこち搬送先を探さねばならないとは、何たる体たらく。この有様で医療先進国なんて、よくもまあ言えたもんだ！

拠点病院をしっかり整備して、救急患者は迷わずここへ搬送する。それだけです。本来あるべき姿でしょう。ここにも、日本のいい加減さ、無責任さ、不合理性があるんです。

高齢化が進むとともに介護保険制度が運用されています。為政者の感覚では、介護は家族や身内の者が担うべし。しかし、家屋や生活様態が変化してきている今、大家族が普通であった時代のようには行きません。家族の負担はやはり大きく、婚期を逃したとか仕事との両立が難しいとかの犠牲も。長生きしたとて家族の重荷になるばかり、との思いも出てくるでしょう。老々介護も深刻です。

本人と家族がリハビリに励み、幾分状態が改善したかに見えた途端、介護サービスが低くなり、本人・家族の苦労は変わらない、いや、増すことも。

ところが、その一方、介護サービスが入って来たために、それまで本人がやって来たこと、やれていたことがやらずに済むようになって、身体能力も意欲も低下する例が出てきています。もとより高齢者ですから、これも年齢のせいだ、病気のせいだ、となって、瞬く間に寝た切りに。

逆効果ですよ。寝かせておくんではなく、早期離床と筋力・運動能力回復のリハビリを提供することが積極的介護と思うんですが。

老人は動かなくてはいけません。自治体は、この目的のために、もっともっと保有する施設を開放して、利用を促すんです、スポーツジムやプールだけでなく、トラックやフィールド競技場なども。小奇麗に整備しておくだけでなく、利用させるんです。

最終章

未来はバラ色？　何の色？

最終章

第二稿の作業を進める中、ついに平成生れの患者が入りました。わずか21歳です。低年齢化がますます顕著になっています。発生そのものが急増して、二人、三人寄ればひとりは癌持ちと言われてもいます。

癌は生活習慣病だ、と言いました。生活環境、生活様態に発癌原因があるんです。

この状況を作り出したのは、他でもない、私たち自身なんです。利便性・経済性のみを追い求めて、進歩・発達の名のもと、時の試練を経ないままに新しいものを世の中に投入してきた私たちの所業です。

癌は予防できます。私たちがそれぞれに注意して発癌を避けるばかりではなく、この社会の在り方そのものを変えて行く必要があるんです。学問・研究を極め、科学・技術を推し進める努力を続けるのは当然としても、自然の一部の存在として慎ましく生を営む、謙虚な態度が必要ではありませんか。開発だ、開拓だ、の一本槍、右肩上がりの経済成長一辺倒では、巡り巡って私たち自身の存在すら危うくなります。自然や歴史から少しは学ばなくては。

癌は全身病です。最新医学の粋を集めたはずの癌診療がみじめな敗北を続けているのも、局所の問題としてとらえて両刃の剣を振るっているためです。正樹堂方式はまさにアンチテーゼ。きわめて穏やかな診療法です。簡単で効果的、しかも経済性も備えています。素直に事実を見て、受け入れることです。最新・最先端の医学による癌診療で悪戦苦闘しているのに、何をバカな、と言っていては救われません。

では、この正樹堂方式、私だけが為せる特異な技かというと、そんなことはありません。スポーツや武術と同じように、段階を追って訓練を重ねて習得できるはずです。

三態意識法が診療の中心というと、何か胡散臭いもののように見られがちでしょうが、結果がその効果を証明しています。科学の言葉で語れなければ非科学的、ではなく、科学の限界のわずか外側にあるとすれば、いずれは科学の対象になるはずですし、すでにその萌芽が芽吹いているように思います。

有為の優れた人たちが次々と癌に斃れています。世の多くの人々に正樹堂方式の価値を知っていただきたいものです。今後、さらに新たな発想や技術を加えた展開を予想しています。

最終稿を仕上げている最中、アメリカの女優が健康な乳腺を切除して形成手術を受けた、とのニュースです。将来、乳癌になる可能性が大きい、との遺伝子検査の結果だそうです。いかにもアメリカ的ですね。

これは「科学の誤用」です。少なくとも過剰反応と言えるでしょう。科学的であることと、科学の正しい理解・運用とは、必ずしも同じではありません。見せかけ・体裁だけってことも、独善的な思い込みだってあり得ることです。

あとがき

癌の診断・治療・観察から卒癌に至る過程が「正樹堂方式」として成立するにはそれなりの経緯があり、歴史があります。この点については第七章に述べています。新潟在住の福田　稔、安保　徹両博士の自律神経免疫療法に触発され、井穴刺絡にＹＩＴを加えて初期の癌診療を始めたのでした。

癌の指標と診断法であるＢＤＯＲＴは、ニューヨーク在住の大村恵昭博士の提唱するものです。インターフェロンを指標に薬剤を評価・選択する方法は、大分市岡病院の岡宗由博士のアイディアです。岡先生はインターフェロンαを使われますが、私はリンパ球との関係からインターフェロンγを選びました。

癌診療を共に始めた故富樫羊、今日も診療を支える橋本恵子、安部優美、梶本春代の諸氏に感謝します。

この本を書き始めたのは二〇一一年五月。その年末には出版のはずでしたが、いろいろ曲折あって今日になってしまいました。物足りなさもあり、今後、改訂の機会を求めて、より良いものに工夫してまいります。

二〇一三年一二月

図表Ⅰ-①　発癌の仕組みは難しくありません。予防だって簡単です。

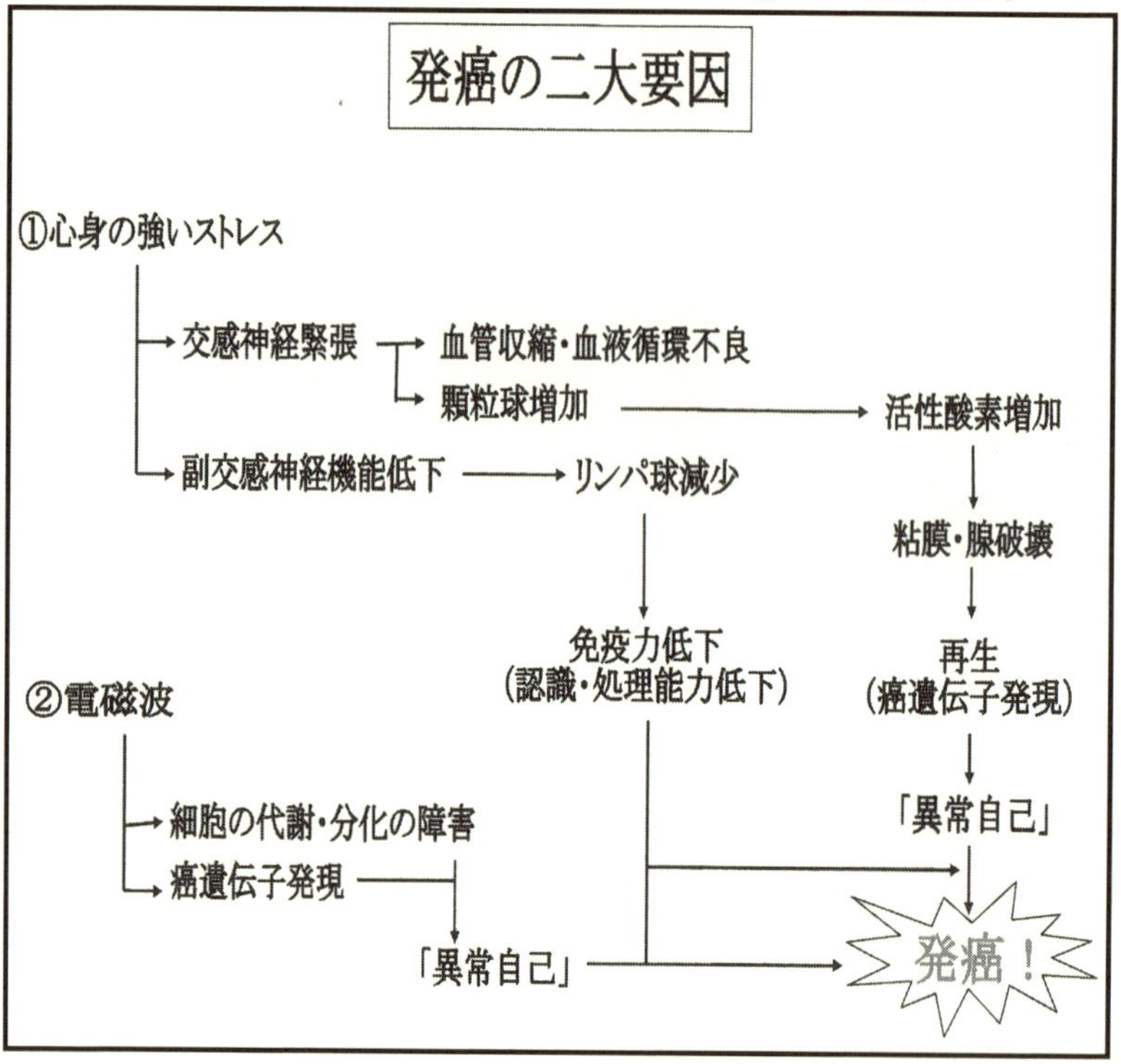

図表Ⅱ-①

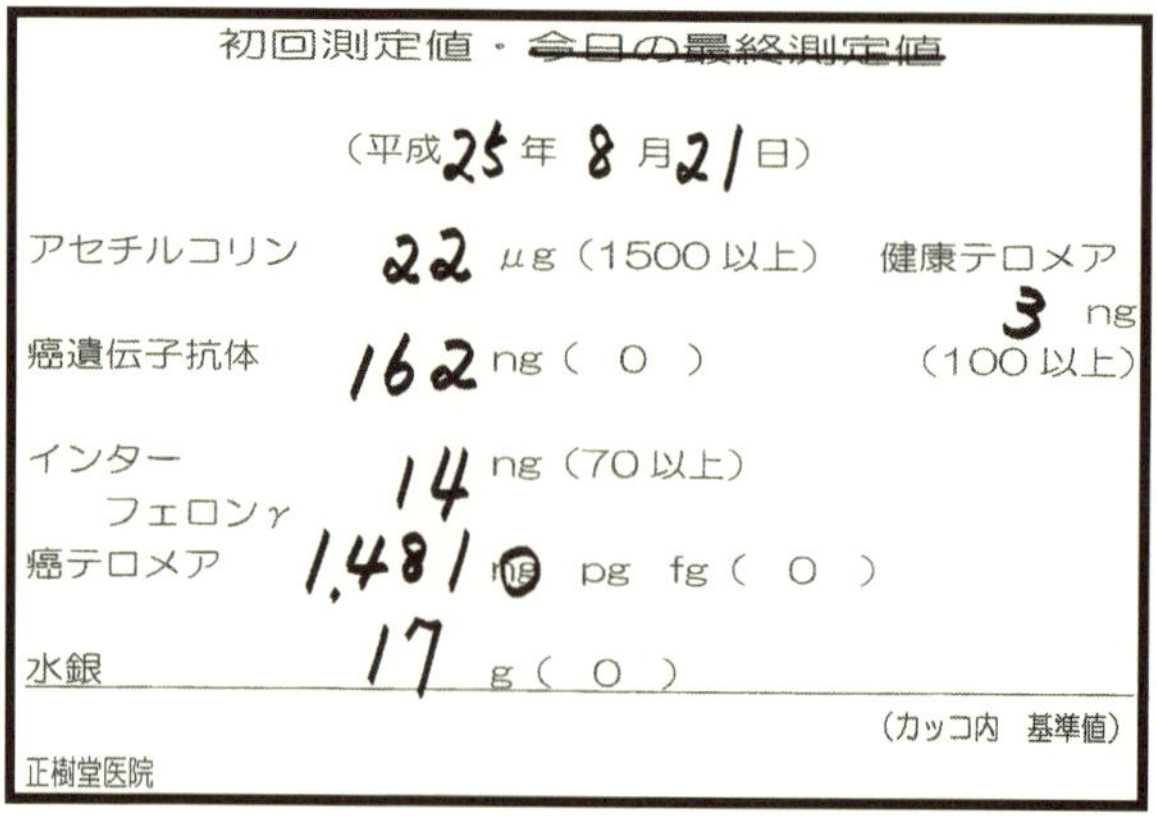

初回測定値・~~今日の最終測定値~~

（平成25年 8月21日）

アセチルコリン	22	μg（1500以上）
癌遺伝子抗体	162	ng（ 0 ）
インターフェロンγ	14	ng（70以上）
癌テロメア	1,481	ng pg fg（ 0 ）
水銀	17	g（ 0 ）

健康テロメア 3 ng（100以上）

（カッコ内　基準値）

正樹堂医院

癌の指標。肝臓癌例の初診時。交感神経緊張が強く血液循環不良、免疫力低下が明らかです。癌組織は増殖中、死期も迫っていることが分かります。水銀の単位がグラムになっているのは、測定時の比較資料に無機水銀を使ったためです。本来はミリグラム。

図表Ⅱ-② 毎週治療の経過、乳癌例。水銀と癌遺伝子抗体が瞬く間に消失、癌テロメアも限りなく0に接近。アセチルコリンとインターフェロンγは急増、健康テロメアも良い値になっています。癌細胞は分裂増殖は出来ず、「元癌」の状態です。数学的に厳密なグラフではありませんが、全体のおよその変化を示します。

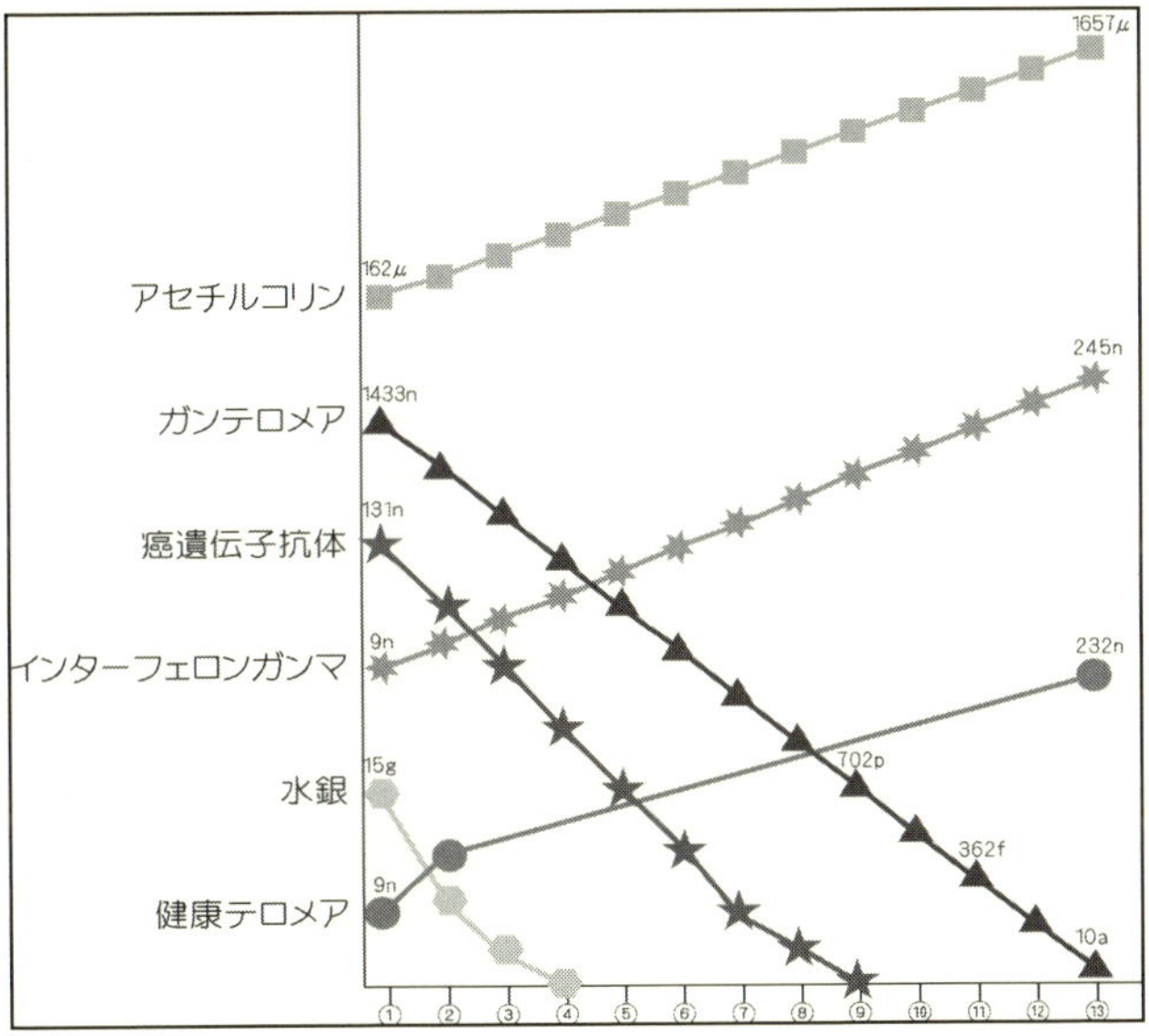

図表Ⅵ-①

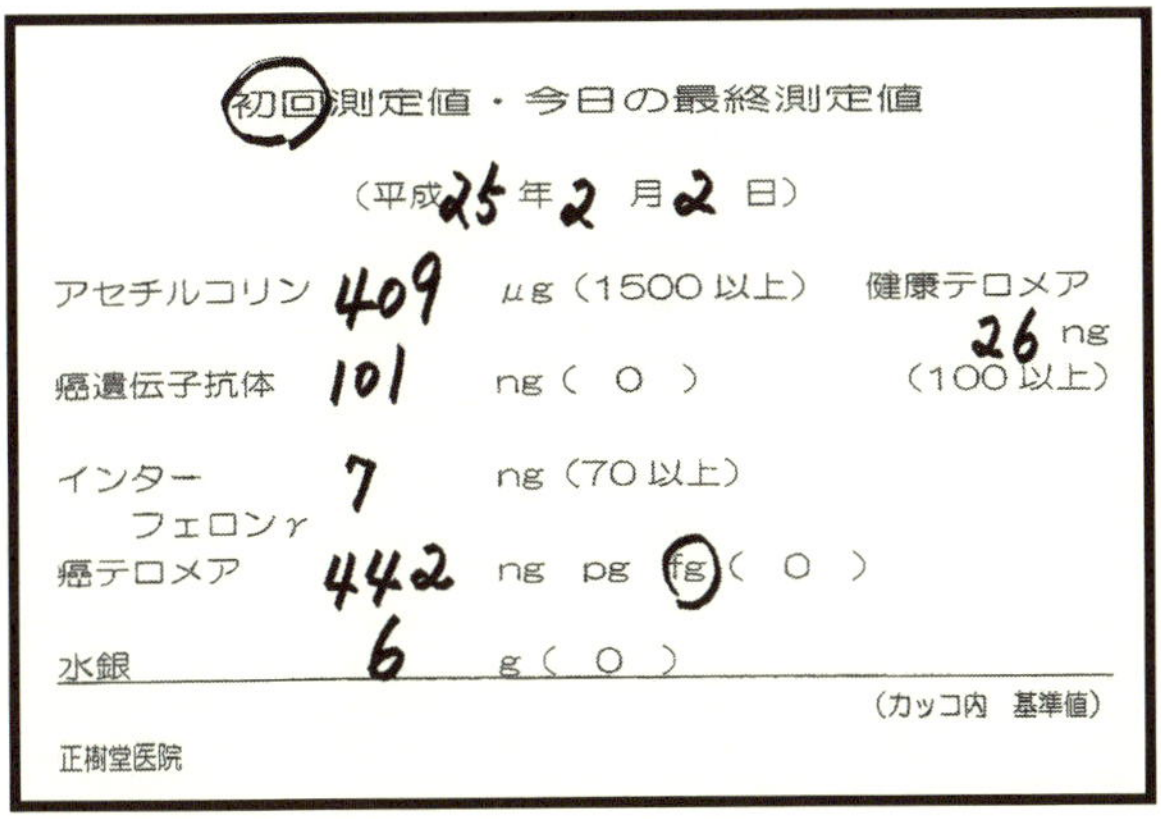
初回測定値・今日の最終測定値

（平成25年2月2日）

アセチルコリン 409 μg（1500以上）

癌遺伝子抗体 101 ng（ 0 ）

インター フェロンγ 7 ng（70以上）

癌テロメア 442 ng pg fg（ 0 ）

水銀 6 g（ 0 ）

健康テロメア 26 ng（100以上）

（カッコ内 基準値）

正樹堂医院

両側乳癌例。ただ一回の抗癌剤治療で頭髪は完全に脱毛。癌テロメアはフェムトグラムの中位まで下がっていますから、確かに抗癌効果はありましたが、これでは癌遺伝子がまだ働いており、不完全です。特にインターフェロンγが極端に低く、他の指標とともに、見た目には判らなくとも、再燃必定の病的状態です。幸いに経過は良く、頭髪も直に回復しました。

頭皮悪性黒色腫の例　　II－④

1

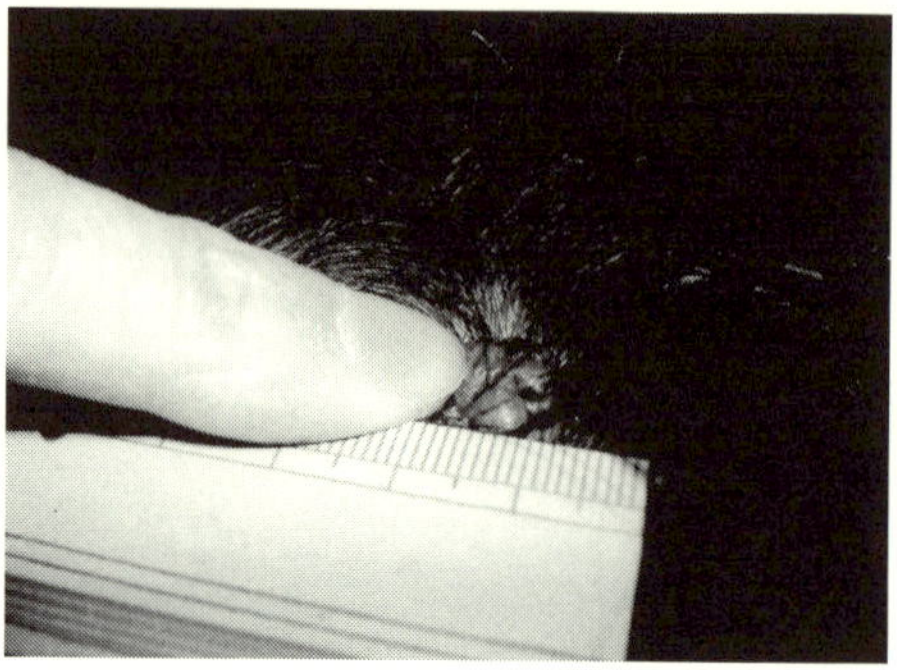

最も凶悪な癌、悪性黒色腫（頭皮）。ブヨブヨして、灰色に黒い点がいかにも不気味です。始めは小さな、まっ黒いホクロだったといいます。

2

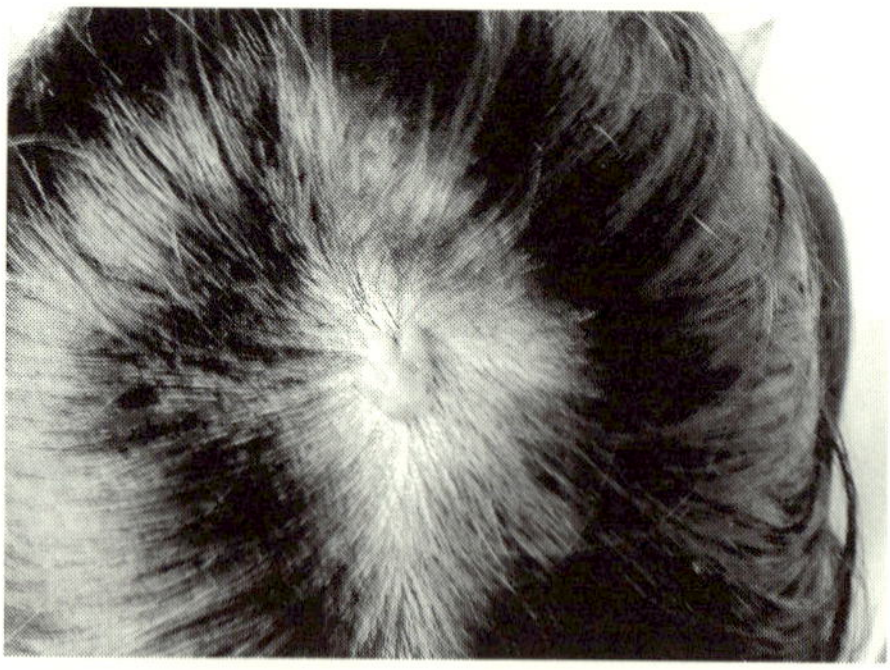

３月ほどで中指頭大、肌色のコブに。この段階で反応は、なんと良性になっています。

図表Ｖ - ①

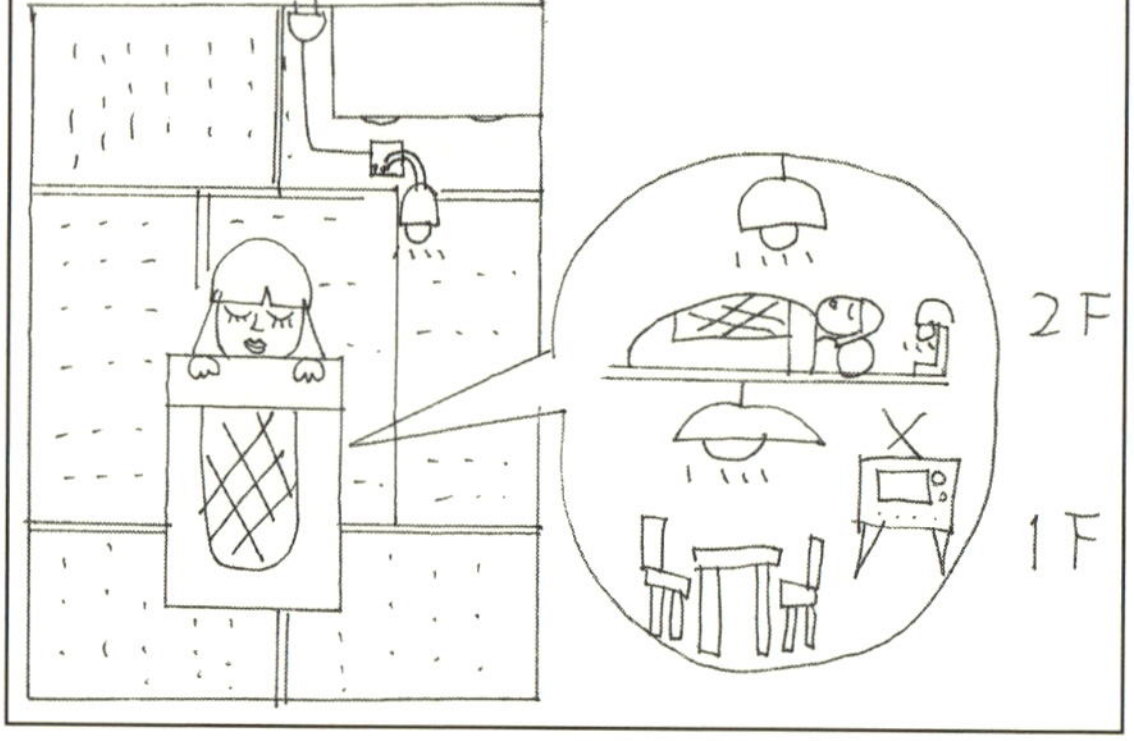

二階和室が寝室だと、下の部屋の天井に付いている電灯から電磁波を浴びることになり、発癌者は絶対に避けなければなりません。

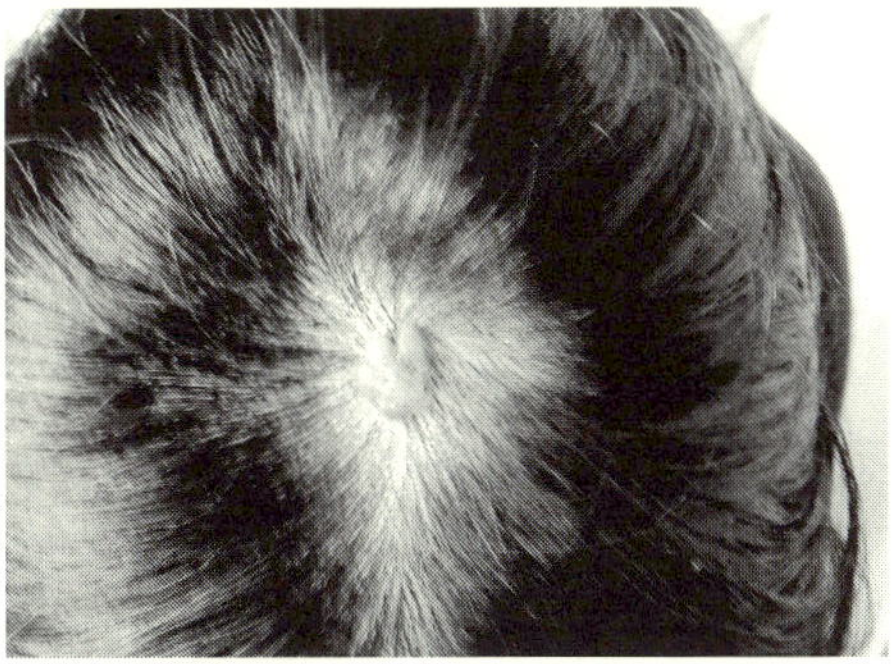

3

経過を見ていると、縦溝が入って分葉化、三つ葉のクローバーにもたとえられそう。

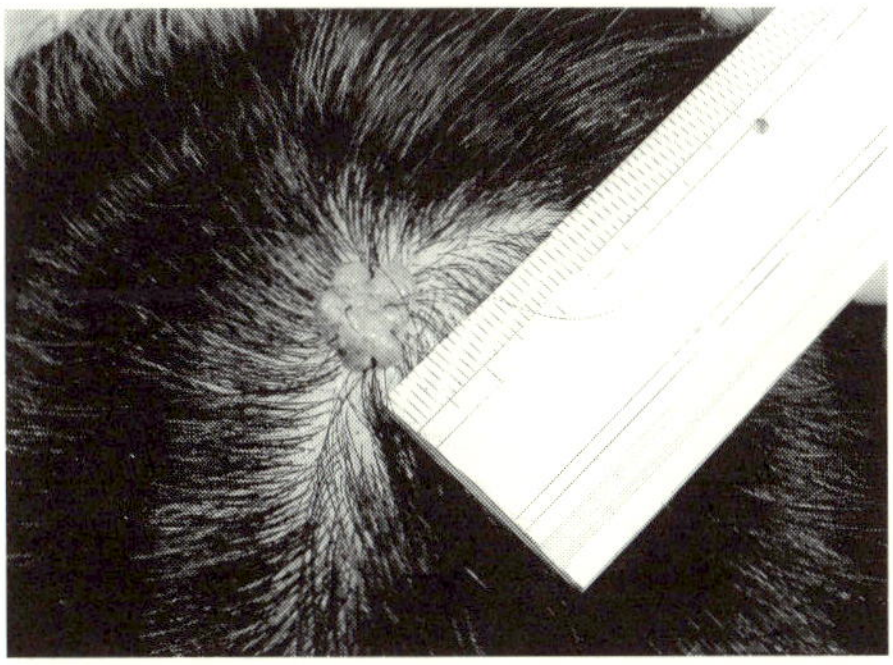

4

さらに小さくなって自然に吸収されるか、と期待していたところ、逆にムクムク大きくなる様子。色つや良く、いかにも元気そう。

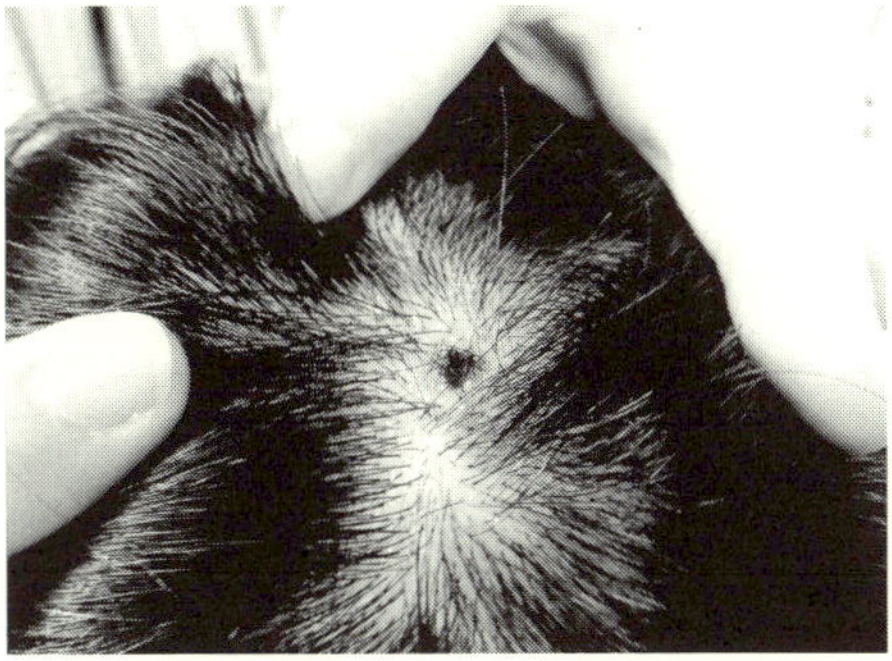

5

これではならじ、とすり鉢状の底部を結紮。数日後、タクアンのシッポ様に萎びたところを切除。

癌症例一覧表

2013年12月現在　324名より

	性	生年月日	出身地		治療開始	経過期間	経過
1	男	29.09.30	神奈川	胃癌術後、前立腺癌	02.08.28	11年4月	卒癌
2	女	44.09.26	東京	甲状腺癌術後肺・子宮癌	02.12.11	11年	17
3	女	59.12.25	東京	甲状腺癌術後再発	04.07.13	9年5月	39
4	女	52.01.28	東京	乳癌	05.02.22	8年10月	卒癌
5	女	33.02.12	東京	乳癌	05.06.10	8年6月	卒癌
6	男	33.10.07	東京	前立腺癌	05.10.18	8年2月	85
7	女	63.10.18	東京	子宮癌・左卵巣転移	05.10.20	8年2月	卒癌
8	女	49.02.28	東京	膵臓癌	06.01.13	7年11月	卒癌
9	女	48.12.11	東京	胃平滑筋肉腫	06.01.17	7年11月	卒癌
10	女	67.12.24	東京	右卵巣癌	06.03.10	7年9月	卒癌
11	男	41.02.21	東京	肝臓癌	06.04.28	7年8月	15
12		29.10.29	東京	悪性リンパ腫後喉頭癌	06.05.16	7年7月	卒癌
13		45.05.27	東京	子宮体癌	06.06.13	7年6月	46
14	女	40.09.01	東京	子宮体癌	06.06.27	7年6月	卒癌
15	男	41.02.21	東京	前立腺癌	06.09.01	7年3月	卒癌
16	男	61.11.30	東京	左肺癌	06.10.05	7年2月	卒癌
17	女	44.09.26	東京	胃幽門癌	06.10.11	7年2月	観察
18	女	43.10.09	東京	右卵巣癌	06.10.12	7年2月	卒癌
19	男	58.02.18	東京	直腸癌	07.01.16	6年11月	卒癌
20	女	56.06.01	東京	右甲状腺癌	07.02.28	6年10月	47
21	男	35.05.23	東京	直腸癌	07.06.15	6年6月	卒癌
22	女	65.07.16	東京	左乳癌術後左右乳癌・肝転移	07.06.19	6年6月	卒癌
23	女	36.03.23	東京	左甲状腺癌・膵体癌	07.08.03	6年4月	卒癌
24	女	42.07.22	東京	大腸癌術後・広汎転移	07.08.31	6年4月	52
25	男	38.12.12	東京	前立腺癌	07.09.04	6年3月	卒癌
26	女	24.06.07	神奈川	膵臓癌・後腹膜播種	07.09.11	6年3月	卒癌

27		68.01.12	東京	右卵巣癌	07.10.17	6年2月	卒癌
28	男	47.11.29	神奈川	左腎癌	07.11.15	6年1月	観察
29	女	62.04.24	東京	左甲状腺癌	07.11.27	6年1月	卒癌
30	女	42.02.05	東京	左乳癌	07.12.04	6年	卒癌
31	女	42.09.24	東京	左腎臓癌	08.01.08	5年11月	卒癌
32	男	50.09.01	東京	直腸癌	08.01.12	5年11月	卒癌
33	女	38.05.05	東京	右卵巣癌	08.01.15	5年11月	卒癌
34	女	40.01.23	東京	右腎癌・右乳癌	08.03.27	5年9月	卒癌
35	女	68.04.21	神奈川	子宮体癌	08.04.04	5年8月	卒癌
36	女	46.11.24	東京	直腸癌	08.07.09	5年5月	76
37	女	32.10.13	千葉	肝臓癌・膵臓癌	08.07.18	5年5月	卒癌
38	女	40.09.01	東京	膀胱癌	08.08.01	5年4月	卒癌
39	女	59.12.25	東京	右乳癌	08.09.27	5年3月	卒癌
40	女	47.01.26	神奈川	S状結腸・直腸・肝・胆道癌	08.10.14	5年2月	卒癌
41	女	58.06.13	東京	左乳癌・子宮頸癌	09.02.12	4年10月	観察
42	女	40.09.12	愛知	右甲状腺癌	09.04.10	4年8月	観察
43	男	36.11.12	愛知	前立腺癌	09.04.16	4年8月	観察
44	男	47.09.18	東京	前立腺癌	09.04.16	4年8月	96
45	男	38.04.08	東京	前立腺癌、胃癌術後	09.06.05	4年6月	卒癌
46	女	45.05.27	東京	右乳癌	09.07.08	4年5月	観察
47	女	56.06.01	東京	左甲状腺癌	09.07.29	4年5月	観察
48	女	64.08.25	東京	右乳癌	09.09.04	4年3月	観察
49	女	55.03.23	神奈川	右乳癌化学療法後	09.09.17	4年3月	観察
50	女	47.01.10	東京	左腎臓癌	09.11.10	4年1月	観察
51	女	57.10.31	東京	右乳癌・子宮頸癌	10.02.18	3年10月	観察
52	女	42.17.22	東京	右乳癌・上行結腸癌	10.02.26	3年10月	観察
53	女	77.04.22	東京	右腎臓癌	10.03.18	3年9月	観察

54	女	42.04.26	東京	子宮頚癌・右卵巣癌	10.03.23	3年9月	観察
55	女	64.02.01	東京	子宮癌術後、直腸・卵巣癌	10.04.02	3年8月	観察
56		42.08.09	千葉	胃癌、左乳癌	10.04.27	3年8月	観察
57	男	31.12.29	千葉	直腸癌、右腎癌	10.05.29	3年7月	観察
58	女	48.06.03	神奈川	右卵巣癌	10.07.20	3年5月	観察
59	男	70.11.02	東京	S状結腸粘膜下肉腫	10.09.29	3年3月	観察
60	女	57.09.27	東京	左右肺癌	10.10.22	3年2月	観察
61	女	75.11.26	東京	子宮体・卵巣癌術後	10.10.26	3年2月	100
62	女	82.09.19	神奈川	子宮頚癌術後子宮・卵巣癌	10.11.19	3年1月	観察
63	男	51.09.11	東京	膀胱癌	10.12.21	3年	観察
64	男	38.03.01	神奈川	胃癌、肝臓癌	11.02.10	2年10月	観察
65	女	52.03.09	東京	肝臓癌、下行結腸癌	11.04.15	2年8月	観察
66	男	54.07.01	神奈川	十二指腸癌	11.05.06	2年7月	88
67	女	47.07.03	東京	胃癌	11.06.16	2年6月	観察
68	男	23.03.25	東京	左腎盂癌	11.07.19	2年5月	観察
69	男	44.02.07	神奈川	直腸癌	11.07.28	2年5月	観察
70	女	60.06.08	秋田	両側甲状腺癌	11.08.23	2年4月	観察
71	女	60.02.14	神奈川	直腸癌、左卵巣癌	11.09.22	2年3月	観察
72	女	45.07.20	東京	左甲状腺癌	11.10.12	2年2月	観察
73	男	51.01.03	神奈川	舌癌、膵臓癌	11.10.18	2年2月	観察
74	男	47.10.23	東京	咽喉癌	11.10.25	2年2月	観察
75	女	77.06.11	東京	頭皮悪性黒色腫、右卵巣癌	11.11.22	2年1月	観察
76	女	46.11.24	東京	左乳癌	11.12.21	2年	観察
77	女	45.08.31	東京	肺癌	12.01.04	1年11月	観察
78	女	75.05.23	東京	右肺癌	12.01.11	1年11月	観察
79	女	47.08.19	東京	右乳癌	12.01.26	1年11月	観察
80	女	46.09.02	東京	卵巣癌術後、直腸癌	12.02.14	1年10月	観察

81	女	48.06.05	東京	胃癌、右乳癌	12.02.16	1年10月	観察
82	女	46.01.08	埼玉	卵巣癌術後腹膜播種	12.02.22	1年10月	観察
83	男	38.12.24	東京	肺門部肺癌	12.02.24	1年10月	観察
84	女	43.11.28	東京	右中葉肺癌	12.02.24	1年10月	観察
85	男	33.10.07	東京	肝臓癌	12.02.28	1年10月	観察
86	女	45.12.02	東京	右卵巣癌	12.02.29	1年10月	観察
87	女	72.04.20	東京	子宮頸癌	12.04.25	1年8月	観察
88	男	54.07.01	神奈川	前立腺癌	12.05.08	1年7月	観察
89	女	75.01.20	東京	食道癌、直腸癌	12.05.09	1年7月	観察
90	女	62.09.18	東京	卵巣癌術後、左肺癌	12.06.12	1年6月	観察
91	女	49.03.11	東京	左乳癌術後	12.06.21	1年6月	観察
92	女	60.09.09	東京	左下葉肺癌	12.08.30	1年4月	観察
93	女	51.07.31	東京	胃噴門癌	12.09.25	1年3月	観察
94	女	91.04.16	東京	左乳癌、子宮頸癌	12.10.19	1年2月	観察
95	女	73.03.04	神奈川	両側乳癌、抗癌剤後	13.02.02	10月	観察
96	男	47.09.18	東京	前立腺癌再燃	13.02.06	10月	観察
97	女	70.09.02	東京	左乳癌	13.04.17	7月	観察
98	女	62.02.11	兵庫	左甲状腺癌	13.05.08	7月	観察
99	女	45.03.13	埼玉	左卵巣癌、骨盤底腹膜播種	13.05.28	7月	観察
100	女	75.11.26	東京	子宮体癌術後、腹膜播種	13.06.28	6月	観察
101	女	49.07.24	埼玉	右乳・膵・左腎癌	13.10.11	2月	治療
102	女	49.07.24	埼玉	大腸・肝・肺癌	13.12.13	1月未満	治療
103	男	47.01.21	埼玉	大腸・膵臓癌	13.12.18	1月未満	治療
104	女	58.12.03	ニューヨーク	膵臓・大腸癌	13.12.24	1月未満	治療
105	女	73.10.15	兵庫	左乳癌	13.12.27	1月未満	治療

※注　経過欄の数字は、観察期間内に診療を中断。６ケ月～数年後に再燃または新規発癌した患者の症例番号です。

［参考図書］

一般向け：

・『鼻の病気よ、さようなら』　矢追博美（桐書房　矢追インパクト療法実践シリーズ）
・『医療が病いをつくる　免疫からの警鐘』　安保徹（岩波書店）
・『未来医療　O-リングテスト　オームラ博士の挑戦』　児玉浩憲（医道の日本社）
・『電磁波の恐怖』　天笠啓祐（晩聲社）
・『ガンと電磁波』　荻野晃也（技術と人間）
・『抗ガン剤で殺される―抗ガン剤の闇を撃つ―』　船瀬秀介（花伝社）
・『免疫、その驚異のメカニズム』　谷口克（ウェッジ）
・『「免疫乳酸菌」で防ぐガン・生活習慣病』　矢澤一良（現代書林）
・『乳がんと牛乳』　ジェイン・プラント　佐藤章夫 訳（径書房）
・『原典　ホ・オポノポノ　癒しの秘法』　マックス・R・ロング　林陽 訳（bio books）

医家向け：

・『東洋医学概論』　教科書執筆小委員会　医道の日本社
・『バイブレーショナル・メディスン　いのちを癒すエネルギー医学の全体像』　リチャード・ガーバー
上野圭一　真鍋太史郎 監訳（日本教文社）
・『エネルギー医学の原理　その科学的根拠』　ジェームズ L・オシュマン 帯津良一 訳（エンタプライズ）
・『エネルギー療法と潜在能力』　ジェームズ L・オシュマン　帯津良一 訳（エンタプライズ）
・『がんとテロメア・テロメラーゼ』　井出利憲・檜山英三・檜山圭子（南山堂）
・『臨床経穴図』　木下晴都（医道の日本社）

【著者プロフィール】

田中 二仁（Tanaka Tsuguhito）

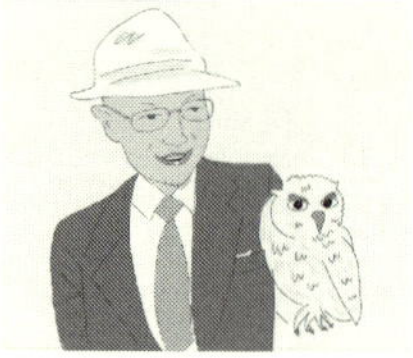

1965年札幌医科大学卒業。東京女子医科大学日本心臓血圧研究所外科勤務の後、北米オレゴン州ポートランド市セント・ヴィンセント病院心臓外科、北米ミシガン州デトロイト市デトロイト・サイナイ病院外科などで世界の医師とともに治療にあたる。帰国後、国立大阪病院（当時）心臓外科、東京都立豊島病院心臓外科、独協医科大学胸部外科に勤務。1988年正樹堂医院を開設、独自の治療理念でさまざまなケースの癌患者の治療にあたり、多くの難病治療実績がある。

【正樹堂医院】

◆所在地　〒192-0913　東京都八王子市北野台１－１－５
◆交通アクセス
①京王線北野駅北口　バス①または②「とりよせ公園」徒歩１分。
②JR中央線八王子駅南口　バス②「とりよせ公園」徒歩１分。
③JR横浜線八王子みなみ野駅　バス①「とりよせ公園」徒歩３分。
◆診療時間　9：00～12：00、14：30～17：30
◆休診日　日・月・祝日（全日）、土（午後）
◆問い合わせ　TEL：042-636-9310　FAX：042-636-9314
◆公式サイト　http://www.seijudo.jp/

【デザイン・イラスト】

小楠 アキコ（Ogusu Akiko）

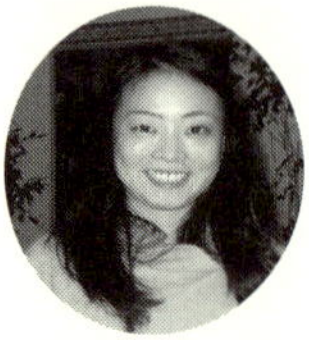

中央大学文学部卒業。アメリカ文化＆文学を学ぶ。大学卒業後、フジサンケイグループ会社でイベント関連のプロデューサーとして活躍後、デザイナーに。2006年10月サンフランシスコ、2008年はドイツ・ベルリンへ長期留学。帰国後2010年、画家として正式に独立。2011年よりロンドン・NY・マイアミアートフェアへ進出。世界を舞台に活躍中。虹のオーラ湧き出る、1960年代のヒッピーカルチャーを髣髴させる作品が持ち味。ハッピーで平和、そして愛とパワーをさまざまに表現。
◆公式サイト　http://www.ogusu.net/

癌《がん》　死病《しびょう》に非《あら》ず　されどガン

2014年2月10日　第1版第1刷発行
著者　田中二仁
©2014 Tsuguhito Tanaka
発行者　高橋考
発行　三和書籍
〒112-0013　東京都文京区音羽2-2-2
電話 03-5395-4630　FAX 03-5395-4632
info@sanwa-co.com
http://www.sanwa-co.com/
印刷／製本　日本ハイコム株式会社

乱丁、落丁本はお取替えいたします。定価はカバーに表示しています。
本書の一部または全部を無断で複写、複製転載することを禁じます。
ISBN978-4-86251-157-7 C0047

本書の電子版（PDF形式）は、Book Pub（ブックパブ）の下記URLにてお買い求めいただけます。　http://bookpub.jp/books/bp/379

三和書籍の好評図書

Sanwa co.,Ltd.

新しい医療への挑戦
呼吸器疾患を救う気管支用充填材「EWS」誕生秘話

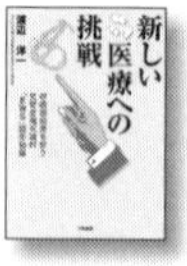

NPO法人の申請実務法人新しい医療技術を普及させる会代表
渡辺洋一 著
B6判／並製／97頁
本体1,200円+税

治りにくい肺の病気の治療に用いる新しい医療機器「EWS」を著者が開発し、普及に努力してきた経緯と裏話をわかりやすく解説した。

立ち読みでわかるイビキの本
鼻呼吸が健康体をつくる（パタカラシリーズ）

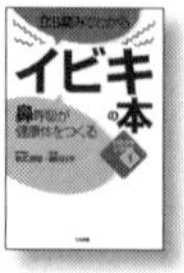

歯学博士　秋広良昭・
歯学医　細川壮平 共著
四六判／並製／139頁
本体1,100円+税

イビキは成人病を招く一因だった?!　すでに15万人が利用しているイビキ解消グッズ、パタカラで唇の筋肉をストレッチし、健康体を作る方法を解説する。

高齢者医療の最前線
付録：内在的価値の概念／自由意志

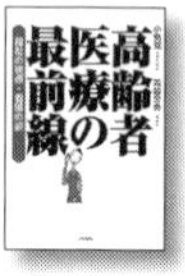

鹿島病院院長　小鯖覚・
鹿島病院　森脇里香 共著
四六判／並製／275頁
本体2,300円+税

変わりつつある老人病院の実態を紹介しながら、医療現場の実情、ケアマネージャーや看護師、そして患者とその家族の姿をノンフィクションで描く。

「自律神経免疫療法」入門　DVD付
すべての治療家と患者のための実践書

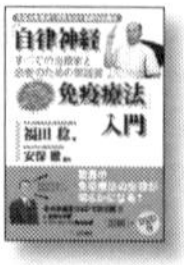

日本自律神経免疫治療研究会理事長　福田稔 著
新潟大学大学院医学部元教授　安保徹 協力
A5判／並製／253頁
本体3,000円+税

自律神経免疫療法は、自律神経のバランスを整え、免疫力を高めて病気を治癒に導く治療法。DVDでは、治療の手順解説と、パーキンソン病患者の実際の治療を紹介。

僕の神経細胞
パーキンソン病歴二〇年の元毎日新聞記者の手記

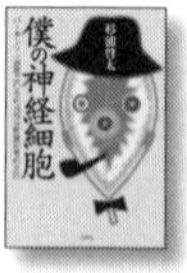

杉浦啓太 著
四六判／上製／156頁
本体1,600円+税

パーキンソン病に向き合うすべての患者、ご家族の皆様を勇気づける一冊。難病と折り合いつつ生きる、知的で軽快なエッセイ。重病と折り合う生活を軽快な文体で描く。

自律神経免疫療法［実践編］
免疫療法と食事療法

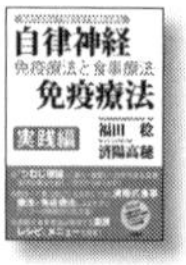

日本自律神経免疫治療研究会理事長　福田稔・
西台クリニック院長　済陽高穂 共著
A5判／並製／178頁
本体3,000円+税

上記の「入門編」に続く［実践編］。免疫療法と食事療法の両権威による難病克服への処方箋。

食事を変えれば病気は治る
活性酸素除去＋酵素力アップで健康生活

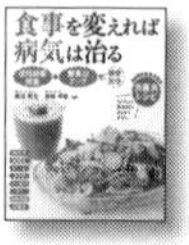

鶴見隆史・
神崎夢風 共著
B5変形判／並製／166頁
本体1,600円+税

酵素栄養学の第一人者と食医食・活性酸素除去料理のパイオニアがタッグを組んだ健康料理ブック！　体質改善・疾患治療をはかる上での、かつてない強力な食事療法。